초급자를 위한

소도구 · 테라피 · 힐링 요가

초급자를 위한 소도구·테라피·힐링 요가

초판 1쇄 인쇄 2023년 03월 20일
초판 1쇄 발행 2023년 04월 01일

지은이 김연진, 박윤지
펴낸이 한준희
펴낸곳 (주)아이콕스

교정·교열 윤혜민
표지디자인 이지선
본문디자인 프롬디자인
사진 박성영
모델 김연진, 박윤지, 황치웅
영업 김남권, 조용훈, 문성빈
경영지원 김효선, 이정민

주소 경기도 부천시 조마루로385번길 122 삼보테크노타워 2002호
홈페이지 www.icoxpublish.com
쇼핑몰 www.baek2.kr (백두도서쇼핑몰)
이메일 icoxpub@naver.com
전화 032) 674-5685
팩스 032) 676-5685
등록 2015년 7월 9일 제386-251002015000034호
ISBN 979-11-6426-231-1 (14510)
979-11-6426-230-4 (14510) 세트

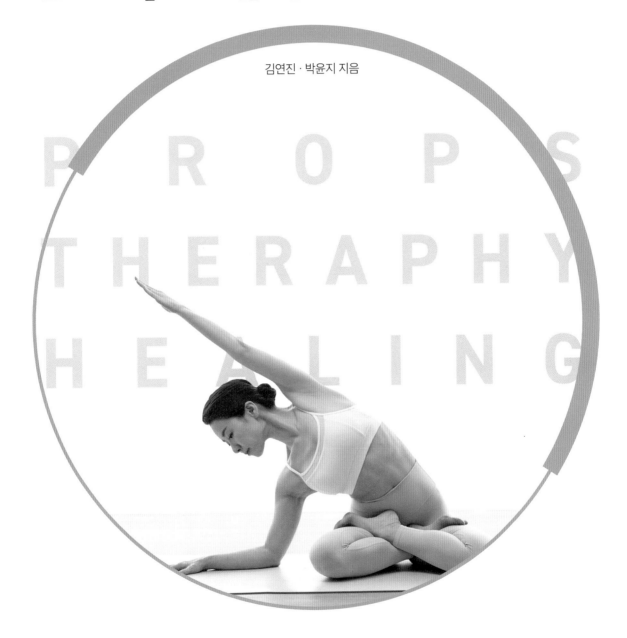

초급자를 위한

소도구 · 테라피 · 힐링 요가

김연진 · 박윤지 지음

플레이북
PLAYBOOK

간절히 원하면 이루어진다고 하던가! 새내기 시절의 막연한 바람이라고만 여겼던 요가 저술의 기회는 의도치 않게, 생각지도 못했던 순간에 찾아왔다. 원래 생각을 글로 옮기는 것을 즐기기도 했고, 요가에 대한 애정과 자부심이 있었기에 요가에 대한 책을 쓴다는 것은 상상만으로도 즐거웠다. 요가는 건강에 좋은 운동이지만, 단지 그것뿐만 아니라 인도에서 오랜 세월 전해져온 명상 수행이라는 점이 더욱 매력적이다. 몸과 마음 모두 건강하게 하는 요가를 늘 가까이하고 있다는 점은 나의 행복이다.

이 책은 요가 초보자는 물론이고, 요가를 가르치는 교사들에게도 우리의 경험이 도움이 되길 바라는 마음에서 비롯됐다. 약 20여 년 전, 처음 요가 지도자를 시작할 때에 나는 열정 넘치는 새내기였다. 배우고 싶은 것도 많았고, 요가를 수련하러 오는 수강생들에게 잘 가르쳐주고 싶은 마음도 가득했으며, '근거 없는' 자신감으로 똘똘 뭉친 초보 교사였다. 그러면서도 동시에 부족함과 배움에 대한 갈증을 많이 느꼈다. 지도자라는 타이틀은 따냈지만, 여전히 요가에 대해서 모르는 것 투성이였다. 또한 지도할 때 현장에서 맞닥뜨리는 어려움도 많았지만 그 문제의 해결법을 가르쳐주는 사람은 없었다.

앉았을 때 허리를 펴지 못하는 사람은 어떻게 허리를 펴게 할지, 무릎 관절염으로 영웅 자세를 할 수 없는 사람은 그냥 쉬라고 해야 하는지, 개인마다 몸 상태는 천차만별이었다. 수강생의 각기 다른 몸 상태에 따라 어떻게 요가 아사나(자세)를 지도할 것인지는 항상 고민이었고, 여럿이 함께하는 요가 수업의 레벨을 조절하는 것도 고민이었다. 그리고 요가 수련의 또 다른 핵심인 의식의 집중과 자기 자신에 대한 성찰을 이끌어내는 것은 훨씬 어려운 문제였다.

이 책과 QR코드에 수록된 동영상에는 그렇게 고민하고 답을 구하며 지낸 세월 동안 얻은 노하우를 실었다. 요가를 가르치는 입장에서는 요가를 처음 하는 사람에게 가장 마음이 쓰이기 마련이다. 이 책 역시 마찬가지다. 가장 먼저 요가 초보자들이 어떻게 하면 수월하게 따라할 수 았을지에 중점을 두고 구성했다. 아사나 수련을 할 때 집중해야 하는 신체 포인트와 다치지 않도록 몸을 움직이는 요령도 안내했다. 또한 파트마다 주제에 맞는 시퀀스를 소개했다. 이들 시퀀스는 흐름을 매끄럽게 구성해 이 아사나에 저 아사나로 넘어가는 것이 자연스럽도록 고안했으며, 동시에 같은 아사나라도 각자의 신체 상태에 맞춰 수련하도록 단계별 옵션을 제시했다.

소도구 요가는 초급자가 도구를 활용하여 안전하고 쉽게 수련하도록 고안한 프로그램이다. 아마 소도구 요가 파트를 보는 순간, '나도 이 정도는 부담 없이 해볼 만하다' 라는 생각이 들 것이다.

테라피 요가는 현대인에게 흔한 목과 어깨, 허리나 골반 부위의 통증을 완화하고 자세 교정을 위해 구성한 프로그램이다. 이들 부위의 통증은 근육의 긴장이 원인인 경우가 꽤 흔하다. 테라피 요가 시퀀스는 긴장 부위의 이완을 돕는 것이 위주이지만, 약화된 근육을 튼튼히 하는 것에도 신경을 썼다.

힐링 요가는 아침과 저녁, 시간대에 따라 달라지는 신체 컨디션에 맞춰 짠 프로그램이다. 또한 힐링 요가답게 마음의 회복에 도움이 되는 방향으로 시퀀스의 흐름을 조절하고 아사나를 설명했다.

마지막으로 이 책에서는 요가 수련의 꽃이라고 할 수 있는 의식의 집중 포인트를 안내했다. 본문에서 모든 아사나의 집중 포인트를 짚지는 못했지만, 아사나 설명에 가끔씩 나오는 집중 포인트를 직접 적용하며 수련해보면 그 방식을 터득할 수 있을 것이다. 겉으로 보기에 요가는 정적인 운동이지만 아사나를 하고 있는 우리의 몸 내부는 매우 바쁘다. 몸속에서 나타나는 다양한 자극들을 관찰하는 것은 바로 내 몸과 대화하고, 알아가는 소중한 시간이다. 그 속에서 잔잔하면서도 명료한 의식의 흐름을 느낄 수 있다. 나는 이것이 요가 수련의 백미라고 생각한다.

이 책은 초급 수련자들을 위한 것이지만, 요가 수련이 익숙한 이들에게도 도움이 될 것이라 생각한다. 요가 및 아사나에 대한 특징을 좀 더 알고 싶거나, 효율적으로 몸에 집중하는 방법을 알고 싶은 요가 수련자들은 이 책을 통해 조금이나마 궁금증을 해소하길 바란다.

누군가는 20여 년 전의 나처럼 요가 지도를 하면서 맞닥뜨리는 문제로 고민하고 있으리라 생각한다. 그러한 고민을 한다는 것은 더 나아지기 위한 노력이기에 아낌없는 응원을 보내며, 부디 고민에 대한 답을 이 책에서 찾을 수 있었으면 좋겠다. 초급자, 수련자, 교사, 어느 쪽이든 이 책이 독자들에게 도움이 되길 바란다.

김연진

"네가 요가 선생님이라고? 거짓말!"

성인이 되고 나서 만난 고등학교 시절 동창들은 내가 요가 교사가 되었다는 사실을 믿지 않는다. 그럴 만도 한 것이 그 시절 나의 몸은 뻣뻣하기로 아주 유명해서 별명이 나무토막이었기 때문이다. 유연성 테스트를 하던 어느 날, 다리 뒤가 찢어지는 듯한 고통에 비명을 고래고래 질러 대는 나를 보고 깔깔대던 친구들의 모습이 아직도 눈에 선하다. 그랬던 내가 요가를 처음으로 접하게 된 곳은 아주 오래 전 대학교 강의실이었다. 사실 그때 경험한 요가의 첫인상은 그리 좋지 않았다. 두렵고 지루하다는 느낌만 들었다. 다이내믹한 운동을 좋아하던 나는 가만히 눈을 감고 호흡을 바라보라고 하니 좀이 쑤셨고 이게 뭐 하는 건가 싶은 마음에 별 재미를 못 느꼈다.

두 번째 수업에서는 다리를 펴고 앉아 상체를 앞으로 숙이는 자세를 하며 다리 뒤쪽이 당기는 것을 인지하는 방법을 배웠는데, 그때 처음으로 몸은 고통스럽지만 마음은 고요해지는 '이상한' 경험을 하게 되었다. 그 뒤로도 어쩔 수 없이 매주 두 번씩 약 한 달가량 빠지지 않고 요가 수업을 들었는데, 어느 날 문득 여러 병원에서 치료를 받아도 호전되지 않던 고질적인 허리 통증이 더 이상 느껴지지 않는 것을 깨달았다. 그렇게 우연히 시작한 요가는 신기할 정도로 지긋지긋하던 요통을 빠르게 가라앉혔다. 그 후 더욱 심오한 요가 세계에 대한 배움의 갈망이 솟구쳤고, 그 갈증을 해소하고자 결국 요가 교사의 길로 들어가게 되었다.

이후 지금까지 요가를 일상에서 놓지 않으며 느낀 점 중에 한 가지는 우리 몸과 마음, 그리고 내외부적으로 내가 느끼고 접촉하는 모든 것들은 이어져 있다는 것이다. 내가 하는 생각, 입으로 들어가는 음식, 귀로 듣는 말, 눈으로 보는 모든 것들은 긴밀하게 연결되어 나라는 존재를 이루고 있다. 처음엔 어린 시절부터 치기 시작한 골프 자세 때문에 허리가 아픈 것이라고 생각했다. 그런데 스스로를 관찰하다 보니 내가 습관적으로 취하고 있는 비뚤어진 자세, 매일 먹는 자극적인 음식, 반복적으로 하는 나쁜 생각들, 그에 따라오는 부정적인 마음 상태, 이 모든 것들이 허리 통증의 원인이었다는 것을 알게 되었다. 골프를 그만두고 요가를 꾸준히 했음에도 허리 통증이 가끔 생기곤 했고, 그 허리 통증은 과음, 자극적인 음식들로 폭식을 하거나 분노가 강하게 일어난 다음 날이면 어김없이 찾아왔다.

요가에 입문했을 때는 요가 수련으로 인해 허리나 관절의 통증이 사라지는 것, 즉 몸 외부의 변화와 감각에만 집중했다. 그런데 요가를 수련하는 시간이 점차 쌓여갈수록 몸의 감각들이 더욱 민감해졌고, 이제는 인스턴트나 자극적인 음식을 며칠만 먹어도 피부가 칙칙해지는 것은 물론 예전에 아팠던 곳들의 통증들이 스멀스멀 나타나는 것이 바로 느껴진다. 이런 경험을 통해 섭취하는 음식의 중요성을 깨닫게 되었고 그 후 꽤 긴 시간 동안 자연식으로 식습관을 완전히 바꾸었으며 동시에 규칙적으로 요가 수련을 했다. 얼마

지나지 않아 찾아온 변화는 정말 놀라웠다.

허리와 무릎의 통증이나 주기적으로 찾아왔던 두통이 말끔하게 사라졌고, 눈이 밝아져 시야가 또렷해졌다. 또 장과 피부의 상태가 눈에 띄게 좋아지고 몸에서 좋은 냄새가 났다. 옛 요가의 저술에서 본 '요가 수련자의 몸에서는 향기가 난다'라는 표현이 생각나는 순간이었다. 몸의 여기저기에 늘 통증을 달고 살다가 아픈 곳이 사라지니 기분이 안정되었고, 어린 시절부터 갖고 있던 성격적인 불안감 역시 현저히 줄어들었다. 생각하는 것도 이전에 비해 훨씬 온유해졌으며 성격마저 부드러워지니 덩달아 가족들과의 관계도 전보다 좋아졌다. 이러한 경험들은 요가 수련과 식습관 바로잡기를 병행한 후에 일어났다. 즉 요가 수련실에서 하는 아사나 수련뿐 아니라, 옛 요가 저술 속에서 말하던 생활 속 요가를 실천했을 때에 그 변화가 두드러진다는 것을 체감했다.

요가를 만난 이후 지금까지 중간중간 지쳐 요가 수련을 놓기도 했고 한동안 방황한 적도 있었지만 그렇다고 해서 요가 수행자로서의 삶이 실패한 것은 아니다. 단지 수많은 경험을 했을 뿐이다. 난 앞으로도 더 많은 경험을 할 것이고 이 과정이 나를 더 단단하고 평화롭게 만들고 더 깊은 깨달음을 얻게 해줄 것이라고 확신한다. 이제 요가가 없는 삶은 나에게 있어 상상할 수조차 없는 일이 되었다. 요가는 나와 평생 함께할 동반자이며 나를 올바른 길로 이끌어줄 길잡이이다.

이 책을 읽는 모든 독자들에게 요가는 누구나 제한 없이 시작할 수 있다라는 것을 꼭 말하고 싶다. 요가를 시작했다면 꾸준히 수련하여 건강이 좋아지고 외모와 내면 모두 좀 더 매력적으로 거듭나는 긍정적인 경험을 얻길 바란다. 거기서 좀 더 나아가면 마음이 고요하고 편안해지는 순간이 오게 되는데, 요가 수련이 깊어질수록 그러한 순간도 비례하여 점차 늘어날 것이다. 더 많은 사람들이 마음의 고요함과 평온함에서 오는 기쁨과 잔잔한 행복을 누리게 된다면 그것이 나에게는 최고의 보람이고 기쁨이 되지 않을까 싶다.

박윤지

contents

PROPS YOGA

소 도 구 요 가

THERAPHY YOGA

테라피 요가

LESSON FOUR

HEALING YOGA   힐링 요가

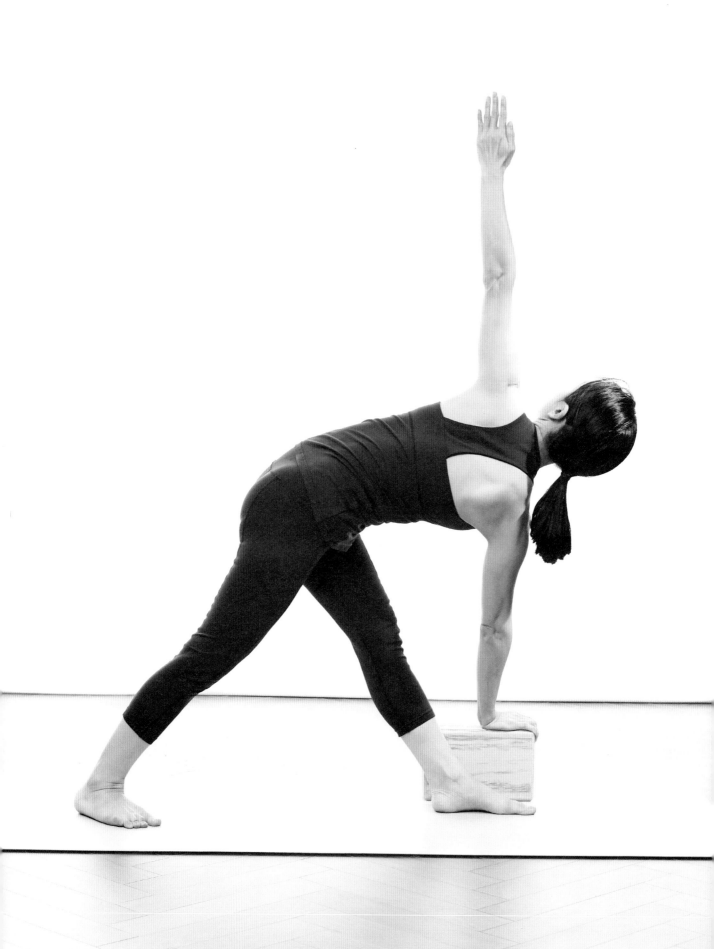

FIRST
YOGA

요가, 첫 시작

1
요가는 왜 하는 건가요?

"요가를 하면 살이 빠지나요?"
"요가를 하면 자세가 좋아지나요?

/

대부분 요가에 대한 관심은 다이어트나 자세 교정, 건강 등에서부터 시작된다. 그래서 요가를 하면 다이어트 효과가 있는지, 자세 교정이 되는지 궁금해한다. 요가를 한다고 해서 몸무게가 줄어드는 것은 아니지만, 다음과 같은 효과가 있다.

우선 요가를 하면 자세가 좋아진다. 요가의 자세를 아사나(asana)라고 하는데, 이 아사나들을 취하며 깊은 호흡을 한다. 아사나 수련은 잘못된 습관으로 짧아져 있거나 약해진 근육을 깊게 자극하여, 짧아진 근육은 슬림하면서도 탄력 있게 탈바꿈시키고 약해진 근육은 튼튼하게 만든다. 신체의 균형이 바로잡혀 자세가 좋아지면, 틀어진 자세였을 때에 혈액 순환이 안 되어 찐 군살도 점차 매끈해진다.

요가의 깊은 호흡은 긴장을 이완시키고 신체에 충분한 산소를 공급해 에너지를 제공한다. 몸에 활기가 생겨 무기력하고 멍한 상태로 소파에 기대 TV를 보는 것보다 산책 같은 활동이 즐거워지기 때문에 생활 습관도 좋아진다.

"몸이 뻣뻣한데 요가를 할 수 있을까요?"

/

많은 사람들이 요가는 유연한 사람들의 전유물이라고 여긴다. 확실히 요가의 아사나는 폴더처럼 몸을 반으로 접거나, 활처럼 유연하게 젖히는 등 무용수나 체조 선수들이 할 법한 포즈들이 많다. 하지만 요가는 유연성을 기르는 것이 목적이 아니다. 무용수나 체조 선수들은 공연이나 대회에서 관중에게 기술을 보여줘야 하기 때문에 유연성이 반드시 필요하지만 일반 요가 수련자가 그럴 이유는 전혀 없다. 취미로 그림을 배우는 사람들이 그림을 그려서 전시회를 하는 것이 목적이 아니라 개인적으로 여가 활동을 즐기듯이, 요가 역시 유연성과 멋진 포즈를 뽐내야 하는 것이 아니므로 그저 즐겁게 건강을 챙기면 되기 때문이다. 요가의 목적은 몸과 마음의 균형을 찾는 것이므로, 신체적 균형을 위해 몸이 뻣뻣한 사람들에게 더욱 필요하다. 즉 잘하기 위해서가 아니라 건강하고 평화롭기 위해서 요가를 하는 것이다.

"다른 운동하고 어떤 점이 다른가요?"

/

요가가 다른 여러 운동들과 가장 다른 것은 기준이 외부에 있는 것이 아니라 내부에 있다는 점이다. 스포츠에 해당하는 운동들은 경쟁하고 점수를 얻는다는 목적이 있는 반면 요가는 그렇지 않다. 오히려 남과 비교하지 말고 자기 페이스에 맞추며, 욕심이 나면 마음을 비우라는 말을 들을 것이다. 요가는 개인 수련이지 팀을 이뤄 경쟁하거나 대회에 나가는 것이 아니기 때문이다. 자세가 멋지게 나오면 기분은 좋겠지만 그렇지 않다 해도 문제될 것이 없다. 자세 자체보다는 호흡과 집중이 잘 되었는지, 몸이 충분히 자극되어 개운한지가 더 중요하다. 이렇게 정신적인 부분을 강조하는 요가의 특성은 일반인이 요가와 혼동하는 필라테스나 스트레칭과도 구별된다. 이러한 운동들은 어떤 기준을 두고 그것을 해내고, 해낼 수 있는 단계를 높이는 것이 목적이다. 즉 신체적인 능력에 기준이 있고 얼마나 했느냐에 따라 평가를 받는다. 하지만 요가는 신체적인 감각에 얼마나 잘 집중했느냐가 기준이기 때문에 평가는 오로지 자신에게 달려 있다.

"요가는 지루하지 않나요?"

/

경쟁도 하지 않고 육안으로 볼 수 있는 목표나 등급도 주어지지 않는다면 무슨 재미로 요가를 할까, 하고 생각할 수 있다. 하지만 타인과의 경쟁 구도에서 빠져나와 요가 수련을 하면 다른 즐거움을 느끼게 된다. 바로 나 자신에 대한 집중이다. 요가 수련의 본질은 신체적인 능력을 높이는 것이 아니라 정신적인 집중에 있다. 정신적인 집중이 올바로 이뤄지면 다른 사람이 어떻게 하건 신경 쓰지 않고 요가 수련 자체를 온전히 즐길 수 있다. 바로 지금 자신의 호흡을 자각하고 온몸의 감각을 관찰하면서 생생하게 살아 있음을 느끼는 것이다.

요가를 처음 하는 이들은 흔히 "내 몸에 이런 곳이 있었는지 몰랐어요!"라고 말한다. 이전에는 아플 때만 신경 썼던 자신의 몸과 조우하는 경험을 해보니 새삼 신기한 것이다. 그리고 영영 안 될 것만 같던 아사나가 어느 날 갑자기 되면 본인도 깜짝 놀란다. 그저 요가 수련을 꾸준히 하다 그 아사나의 임계치에 도달하여 성공한 것이다. 요가는 아사나를 얼마나 해냈느냐보다는 요가를 하고 있는 그 순간, 자기 자신을 얼마나 잘 바라보고 있는지가 중요하다.

"요가를 하면 마음을 잘 다스릴 수 있나요?"

/

마음의 다스림은 주의집중이 자신으로 향할 때 가능하고, 요가는 주의집중을 자신에게 향하게 하는 수련이다. 물론 마음을 잘 다스릴 정도가 되려면 아사나 위주로만 해서는 좀 부족하다. 아사나 수련은 몸을 건강하게 하고 차분함을 기르는 데 도움이 되지만 마음을 직접적으로 다스리는 것은 아니다. 물론 요가를 통해 다이어트가 되고 건강이 좋아져서 성취감을 얻거나 자신의 몸을 긍정적으로 느끼게 되면 심리적인 건강에 이롭다. 그렇지만 감정이 요동치거나 마음의 평화를 해치는 생각들로 괴로울 때는 아사나를 수련하는 것만으로 그 감정이 해소되지는 않을 것이다.

마음을 다스리는 것은 요가 수련의 가장 중요한 목적이다. 자신을 향한 정신적인 집중이 요가의 핵심인 이유도 그것이 마음을 다스릴 수 있는 방법이기 때문이다. 요가는 약 1500년 전 혹은 훨씬 그 이전부터 인도의 현자들이 마음을 다스리기 위해 계발하고 실천한 수행법이다. 이때의 요가를 '고전 요가'라고 한다. 고전 요가의 현자들은 마음의 동요가 일어나지 않을 때 궁극적인 평화와 행복을 얻을 수 있다고 여겼고, 고전 요가의 시기를 지나, 이런 사상은 인도의 역사와 문화 속에 스며들어 후대에 전해졌다.

중세 인도에는 호흡과 신체 수련법을 발전시킨 '하타 요가'가 나타났다. 하타 요가 수행자들이 신체 수련법을 만든 이유는 그것으로 몸 안의 에너지를 조절할 수 있으며, 특히 영적 진보를 가져오는 '쿤달리니'라는 특별한 에너지를 깨울 수 있다고 여겼기 때문이다. 방법론이나 이상에 대한 개념은 다르지만 하타 요가의 최고 목표는 고전 요가와 크게 다르지 않다. 하타 요가와 고전 요가 수행자의 목표는 모두 궁극적으로 '마음이 동요하지 않는 초월적인 인간'이 되어 평화와 행복을 누리는 데 있었다.

하타 요가에 영향을 받은 현대 요가는 고전 요가나 하타 요가와는 달리 주로 건강과 미용에 목적이 있지만, 그럼에도 여전히 현대 요가의 교사들은 과거 인도 요가 수행자들의 사상을 받아들이고 존중한다. 고전 요가나 하타 요가와는 목표나 수련법이 많이 달라졌다고는 하지만, 현대의 요가 수련 역시도 마음을 다스리는 방법을 익히기에 좋다.

아사나를 할 때 호흡과 신체 감각에 주의를 두고 바라보듯, 부정적인 감정이나 생각에도 주의를 두고 면밀히 살펴보면 마음의 불편함을 다스릴 수 있다. 감정을 잊거나 억누르는 것과 무엇이 다르냐는 의문이 있을 수 있다. 잠시 감정을 잊거나 억누르는 것은 당장은 넘기고 잠잠해지더라도 시간이 지나면 그 감정이 또 다시 떠오르며 마음이 불편해지지만, 감정과 생각을 정면으로 바라보면 감정은 사라지고 생각의 흐름은 멈춘다. 이렇게 마음을 직시하는 방법은 요가 수련 시 충분히 호흡과 몸을 관찰함으로써 익힐 수 있고, 이렇게 연마한 테크닉을 마음에 적용하면 좀 더 마음을 잘 다스릴 수 있게 된다.

2
편안한 호흡 수련

녹음이 우거진 숲에 간 기억을 떠올려보자. 우리는 이때 제일 처음 무엇을 했을까? 아마도 감탄을 하면서 풀과 나무가 뿜어내는 상쾌한 향을 맡고, 그 순간 자신도 모르게 저절로 깊이 숨을 들이마셨을 것이다. 나무가 푸르고 공기가 깨끗한 곳에 가서 실컷 숨을 들이마시고 싶은 것은 거의 본능에 가까운 것인지도 모른다. 이렇게 우리는 보통 때에는 호흡을 인식하지 않고 살지만, 공기가 좋은 곳에 가거나 반대로 공기가 나쁠 때에는 저절로 의식하게 된다.

호흡은 모든 생물의 가장 기본적인 생명 유지 활동으로, 생물은 호흡을 통해 에너지를 얻어 살아간다. 인간을 비롯한 동물은 폐 호흡을 한다. 동물들의 호흡 능력은 신체 활동 능력과 밀접한 상관관계가 있다. 쉬운 예로 충분히 달리기가 가능한 하체 근력이 있더라도 호흡이 달리면 숨이 차서 달리기가 어려운 것을 들 수 있다. 호흡 능력이 떨어지면 단지 걷는 것만으로도 숨이 찬 증세가 일어나며 이러한 경우 건강 상태가 좋다고 볼 수 없다. 우리는 대부분 일상에서 호흡에 대해 의식하지 못하고 지내지만, 건강을 생각한다면 자신의 호흡 습관이 어떠한지 살펴볼 필요가 있다.

요가를 수련할 때도 호흡을 바르게 하는 것은 매우 중요하다. 호흡이 원활하지 않은 채로 아사나 수련에만 신경을 쓰면 몸에서 필요한 산소가 부족해지고 피로 물질인 젖산이 많이 쌓이게 된다. 그렇게 되면 수련 시에 어지러움을 느끼거나, 다음 날 전신의 근육 뭉침과 피로감이 심해질 수 있다. 처음 요가를 접하는 수련자들이 요가를 할 때 어지러움이나 메스꺼움을 호소하거나 하루 이틀 뒤 몸살을 경험하는 것은 이러한 잘못된 호흡 때문이다. 하지만 본디 요가에서 호흡이 중요하게 여겨지는 이유는 이러한 운동 역학적인 부분뿐 아니라 호흡 자체가 갖는 특수성 때문이다.

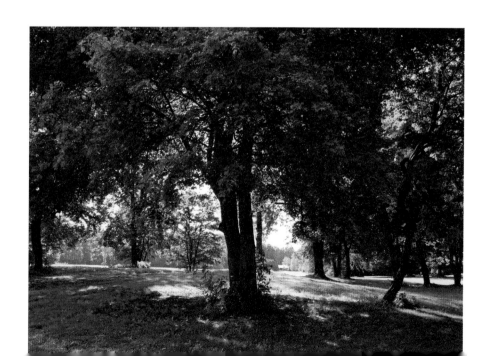

과거 인도 요가에서 호흡은 몸과 마음을 이어주는 것으로 생각해 몸과 마음을 다스리는 데에 호흡의 역할을 중요하게 생각했다. 또 음식을 먹어 생명을 유지하는 것처럼 호흡을 통해 무형의 생기(生氣)를 얻거나 잃을 수 있다고 여겼으며 이 생기를 매우 중요시했다. 이후 인도의 중세 시대에 발전한 하타 요가에서는 신체 내 에너지의 조절과 각성을 위한 빠르고 강한 호흡과 잠시 숨을 멈추는 수련법 등을 강조했다. 이러한 전통을 따라 현대에도 호흡 수련을 중시하는 요가 단체들이 있었지만, 요가가 점차 대중화되면서 호흡은 아사나 수련을 원활히 하기 위해 필요한 것 정도로 그 중요성이 낮아졌다.

현대 요가를 지도하는 대부분의 센터에서는 호흡법을 따로 알려주지 않는다. 보통 아사나를 수련하는 동안 각자에게 편안한 방식으로 호흡을 하되, 수련 중 숨을 참는 일이 생기지 않도록 계속 들숨과 날숨을 하라고 권유하는 정도다. 그래도 일반 운동에 비해 요가는 호흡이 중요하다는 것을 강조하고, 거의 모든 요가 클래스에서 수련 시간 내내 호흡을 지시한다. 이처럼 현대 요가에서 호흡을 깊게 다루는 경우는 드물지만, 과거 인도 요가에서부터 이어져온 호흡의 중요성은 기저에 깔려 있음을 알 수 있다.

요가 클래스에서 접하는 호흡은 저마다 조금씩 다를 수 있다. 예를 들어 그냥 편하게 호흡하라고 안내하는 곳이 있는가 하면, 인도 마이소르 지역의 아쉬탕가 빈야사 요가에서는 '웃자이 호흡'을 하라고 한다. 그런가 하면 국내의 특정 요가 수련원에서는 인도의 하타 요가에서 강조, 빠르고 강한 정뇌 호흡과 숨을 참는 지식 호흡을 중시하여 아사나 수련 시간만큼 호흡 수련에도 시간을 따로 할애한다.

그렇다면 요가 수련을 할 때 어떻게 호흡을 해야 하는 것일까? 가장 중요한 것은 호흡이 일단 편안하면서 고르게 이어져야 한다. 요가를 처음 하는 수련자가 갑자기 평상시와 다른 방식으로 호흡하는 것은 거의 불가능하다. 초급 요가 수련자는 아사나를 유지하느라 자신도 모르게 숨을 참는 경우가 비일비재한데 심하면 어지러움증과 같은 부작용이 생기기도 한다. 그러므로 초급자는 요가 수련 시 숨을 참거나 억지로 길게 내쉬거나 마시려고 하지 말고, 멈춤 없이 충분하게 호흡하는지에 주의를 둔다. 그 후에 요가에서 권장하는 호흡을 익혀 아사나 수련에 적용하는 것이 안전하고 효율적이다.

아사나 수련을 할 때의 호흡은 횡격막 호흡(복식 호흡), 흉곽 호흡(적극적인 흉식 호흡), 웃자이 호흡 이렇게 세 가지가 대표적이다. 국내에서 가장 기본적인 요가 호흡으로 알려진 것은 횡격막 호흡이다. 횡격막 호흡은 숨을 마실 때 복부가 마치 풍선처럼 움직인다. 숨을 마실 때 아랫배가 불룩하게 나오고, 내쉴 때 배가 들어간다. 누워서 편안히 쉬거나 잠들었을 때 배의 오르내림이 쉽게 관찰되는 횡격막 호흡은 심신을 이완시키는 효과가 있어 편안하며 힘이 많이 들지 않는다.

인도에서는 횡격막 호흡을 특별히 지시하지 않으며 흉곽 호흡을 기본으로 여긴다. 흉곽 호흡은 적극적인 흉식 호흡을 말하며, 폐를 둘러싸고 있는 흉곽 부분을 전체적으로 사용한다. 일반적으로 흉식 호흡은 소위 '깔딱숨'이라고 하는 폐의 위쪽 일부분만 사용하여 숨이 가쁜 쇄골 호흡과 혼동되는 바람에 나쁜 호흡으로 인식되어 있다. 그러나 흉식 호흡 자체는 잘못되었거나 나쁜 것이 아니다. 대부분의 성인들은 흉식 호흡을 하고, 격렬하게 운동 후 상체 전반이 오르락내리락하며 전체 흉곽을 움직이는 호흡 역시 흉식 호흡이다. 다만 횡격막의 움직임이 거의 없는 얕고 빠른 흉식 호흡은 교감신경을 자극하고 긴장감을 일으킨다. 흉식 호흡은 어떤 방식으로 하느냐에 따라 호흡 능력을 증대시킬 수도, 약화시킬 수도 있다.

웃자이 호흡은 중세 인도의 하타 요가 문헌에 등장하는 호흡으로 하복부를 수축하고 적극적으로 흉곽을 움직인다. 중세 하타 요가 문헌에서의 웃자이 호흡은 앉아서 호흡만 따로 하는 수련으로 보이지만, 근현대에 나타난 아쉬탕가 빈야사 요가에서는 아사나 수련 시에 하는 호흡으로 강조된다. 웃자이 호흡은 적극적인 흉식 호흡, 즉 흉곽 호흡이라고 할 수 있으며, 거기에 더해 일종의 테크닉이 필요하다. 웃자이 호흡은 에너지를 얻고 집중력을 높이기에 효과적이다. 그러나 목과 갈비뼈 사이의 근육을 의도적으로 움직여야 하므로 테크닉이 필요하며 그 자체로 꽤 힘이 들기 때문에 쉽사리 익힐 수 있는 호흡은 아니다. 웃자이 호흡은 어느 정도 요가 수련이 몸에 익은 수련자가 하기에 적합하다. 웃자이 호흡에 대해서는 이 책의 시리즈인 중급의 하타·빈야사 요가와 중상급의 아쉬탕가 빈야사 요가에서 좀 더 상세하게 다룰 것이다.

그 외에 풀무 호흡, 정뇌 호흡, 냉각 호흡, 지식 호흡, 정화 호흡 등 다양한 호흡법이 있으나 이들 호흡법은 뚜렷한 목적에 맞게 특화된 호흡 수련법이다. 여기에서는 비교적 수월하고 심신의 이완에 도움이 되는 횡격막 호흡과, 왼쪽과 오른쪽 호흡의 균형을 맞춰주는 교호 호흡을 소개한다.

횡격막 호흡

/

횡격막 호흡
QR코드

횡격막은 흉강과 복강을 나누는 돔 형태의 얇은 막이다. 횡격막 위로는 심폐 기관이 있으며 이 부위를 흉강이라고 하고, 횡격막 아래로는 소화 기관과 배설 기관이 있으며 복강이라 한다. 횡격막은 호흡에 밀접하게 작용하는데, 들숨에 아래로 내려가 흉강이 넓어지게 하여 폐 안에 공기가 들어가게 하고, 날숨 때는 위로 올라가 폐를 눌러 숨을 내보내는 작용을 한다. 즉 끊임없이 오르내리며 호흡을 조절하는 작용을 한다. 복식 호흡은 사실상 횡격막 호흡과 같은 의미이지만, 배를 억지로 부풀리고 당기는 식의 호흡이라는 오해를 일으킬 소지가 있다. 그리고 횡격막 호흡이 복식 호흡이라는 단어보다 그 원의가 맞기에 여기에서는 횡격막 호흡이라고 지칭한다. 아사나 수련을 할 때에 횡격막 호흡을 하면 심신의 긴장을 이완하는 효과가 있어 초보 요가 수련자에게 권한다. 특히 스트레칭 자세를 할 때에는 깊은 횡격막 호흡이 몸의 이완을 돕고, 위로 치우친 기운을 아래로 내려 머릿속의 복잡한 생각을 줄이는 효과가 있다. 횡격막 호흡은 다음과 같은 연습을 통해 횡격막이 잘 움직이고 있는지 알아볼 수 있다.

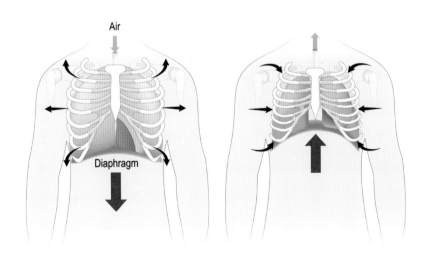

● **누워서 하는 횡격막 호흡**

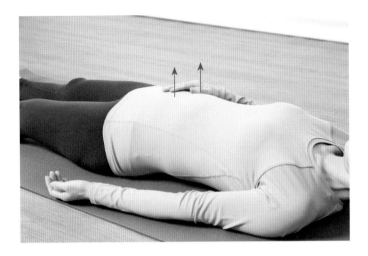

1 등을 바닥에 대고 반듯하게 눕는다.
2 몸의 긴장을 풀고 편안하게 이완한다.
3 손을 아랫배 위에 얹는다.
4 숨을 마실 때 배가 부풀어 배 위에 얹은 손이 천장 쪽으로 약간 올라가는지 느껴본다.

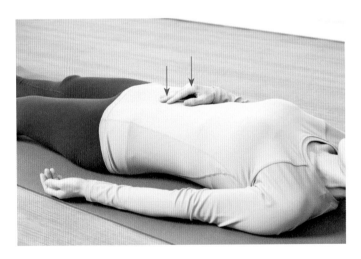

1 숨을 내쉴 때 배가 가라앉아 배 위에 얹은 손이 아래로 내려가는 움직임이 있는지 느껴본다.
2 손을 배 위에 둔 상태에서 횡격막 호흡이 잘 이뤄지고 있는지 쉽게 느껴진다면 이번에는 손을 바닥에 내려놓고 주의는 여전히 배에 둔다.
3 천천히 숨을 마시며 배가 전체적으로 팽창하는 느낌인지 살핀다.
4 숨을 내쉬며 배가 가라앉는지를 살핀다.

TIP | 횡격막 호흡을 하기에 가장 수월한 때는 누워 있을 때이다. 누워서 눈을 감고 복부 내벽의 감각과 손의 움직임에 주의를 기울이며 쉽게 할 수 있다. 횡격막 호흡이 원활하게 잘 된다면 다음에는 들숨과 날숨의 길이를 살펴본다. 들숨과 날숨의 길이가 개인마다 다르고, 또 신체나 심리 상태에 따라 변하기도 한다. 때때로 바쁘거나 신경을 곤두세워야 할 상황이 지난 후에 횡격막 호흡을 하며 주의를 기울이다 보면, 남아 있는 긴장이 풀리면서 마치 숨이 부족했던 사람처럼 크게 들숨을 쉬거나 한숨을 내쉬게 되기도

한다. 만일 그런 경우가 느껴진다면 호흡을 억지로 조절하려 하지 말고, 그 현상이 자연스럽게 가라앉을 때까지 기다리며 호흡을 주시하도록 한다.

● 앉아서 하는 횡격막 호흡

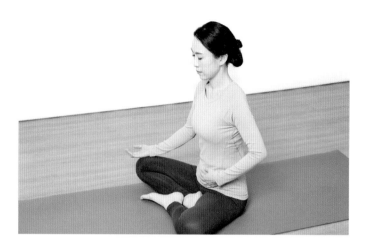

1　바닥에 편안히 앉아서 허리를 바르게 세운 후 긴장을 푼다. 바닥에 앉기 불편하다면 의자에 앉아서 한다.
2　한 손 또는 양손으로 아랫배를 감싸듯이 가볍게 얹는다.

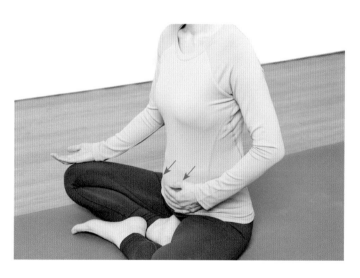

천천히 숨을 마신다. 이때 아랫배를 감싼 손이 앞으로 밀려나는지 살펴본다.

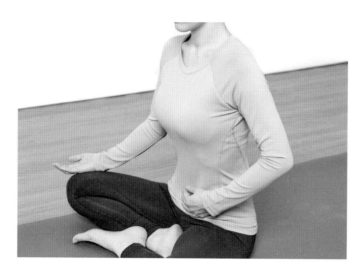

1 천천히 숨을 내쉰다. 이때 들숨에서 앞으로 밀려났던 손이 다시 원위치로 돌아가는지 살펴본다.
2 날숨 끝에 배를 당기면서 남은 숨을 쥐어짜듯 내보낸다.

TIP | 앉거나 서 있는 상태에서는 누웠을 때보다 횡격막 호흡이 잘 되지 않을 수 있다. 서 있거나 앉아 있을 때에는 자세를 유지하는 근육들이 좀 더 긴장하기 때문이다. 앉아서 횡격막 호흡을 할 때, 횡격막 호흡이 익숙하지 않은 이들은 배가 거꾸로 움직이는 현상이 많이 일어난다. 들숨에 배가 들어가고 날숨에 배가 나오는데, 흉식 호흡을 하고 있기 때문에 반대 작용이 일어나는 것이다. 이런 경우 배 근육을 먼저 편안하게 이완해야 한다. 그런 다음 아랫배를 비롯해 옆구리와 허리까지 하부 몸통 전체가 풍선이라고 가정한다. 풍선에 바람을 불어넣는다고 생각하면서 숨을 마시고, 풍선에서 바람이 빠져나간다고 생각하면서 숨을 내쉰다. 긴장이 이완되면 곧 수월하게 횡격막 호흡을 하게 될 것이다.

사실 복부의 움직임이 가장 크게 느껴져서 복부 움직임에 주의를 기울이라는 것이지 원래 복부와 허리, 옆구리까지 함께 팽창한다. 이는 횡격막이 아래로 내려가면서 내부 장기들을 누르기 때문에 생기는 자연스러운 현상이다. 규칙적인 호흡에 따른 횡격막의 움직임은 체내 장기들을 마사지하는 효과가 있으며, 부교감신경을 활성화시켜 긴장을 풀어주므로 건강에 이롭다.

교호 호흡
QR코드

교호 호흡

/

요가 호흡법 중에 초보자가 비교적 쉽게 시도할 수 있는 것은 교호 호흡이다. 교호 호흡은 손가락으로 양쪽 콧구멍을 번갈아 누르면서 호흡을 조절하는 수련법이다. 인도에서 오른쪽 콧구멍은 양, 왼쪽 콧구멍은 음의 기운을 담당한다고 여겨 교호 호흡을 통해 음양의 기운을 균형 잡을 수 있다고 여겼다. 교호 호흡을 하면, 평상시에는 잘 못 느꼈던 한쪽 콧구멍이 약간 막혀서 반대쪽보다 호흡이 원활하지 않은 경우를 발견하기도 한다. 교호 호흡을 규칙적으로 수련하면 양쪽 코의 호흡이 원활해지고, 비염 등에 탁월한 효과가 있는 것으로 알려져 건강을 위해 수련하는 경우도 많다.

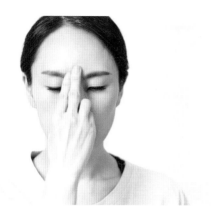

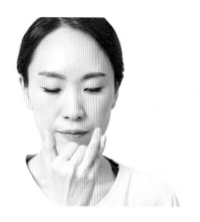

방법 1 편안하게 바닥에 앉는다. 의자에 앉아서 해도 무방하다. 왼손은 무릎 위에 가볍게 얹어 두고, 오른손을 들어 검지와 중지를 펴고 미간 위 이마에 붙인다. 왼손이 편하다면 왼손으로 한다.

방법 2 검지와 중지를 이마에 대는 대신 구부린 후 엄지와 약지, 새끼손가락을 펴고 준비해도 좋다. 편안하게 느껴지는 방식으로 한다. 여기서는 알아보기 쉽도록 방법 2로 소개한다.

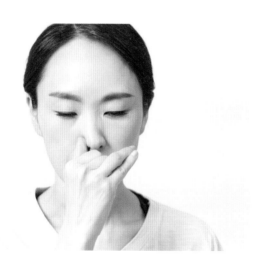

1 보유하고 있는 숨을 양쪽 코로 내쉰다.
2 오른손 엄지손가락(왼손으로 할 경우 넷째와 새끼손가락)으로 오른쪽 콧방울을 눌러 콧구멍을 막고, 왼쪽 콧구멍으로 숨을 깊이 마신다.

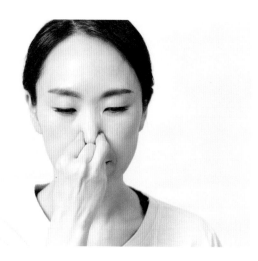

숨을 마신 후 오른손 넷째와 새끼손가락(왼손의 경우 엄지손가락)로 왼쪽 콧방울을 눌러 콧구멍을 다 막는다.

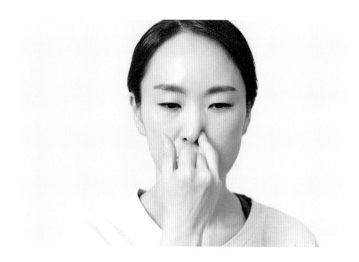

1   오른손 엄지손가락(왼손의 경우 넷째와 새끼손가락)을 풀어 오른쪽 콧구멍으로 숨을 천천히 내쉰다.
2   숨을 다 내쉰 후 다시 오른쪽 콧구멍으로 숨을 깊이 마신다.

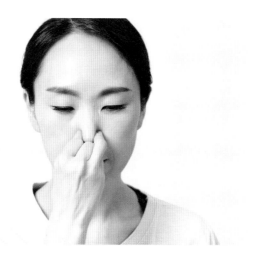

오른쪽 엄지손가락으로 오른쪽 콧방울을 눌러 양쪽 콧구멍을 다 막는다.

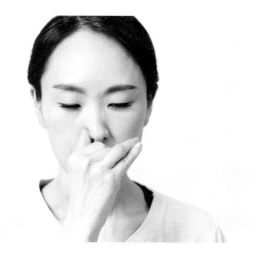

1   왼쪽 콧구멍을 열고 길게 숨을 내쉰다.
2   이 과정을 5~10회 반복한다.
3   익숙해지면 들숨과 날숨의 길이를 같게 맞춘다.

TIP | 왼쪽 콧구멍으로 숨을 마시고 오른쪽으로 내쉬고, 다시 오른쪽으로 숨을 마신 뒤 왼쪽으로 내쉬는 것이 한 주기이다. 교호 호흡은 원래 숨을 마신 후 숨을 참고, 다시 내쉰 후에 숨을 참는 지식(止息) 호흡이 병행되지만 여기서는 지식 호흡 과정은 생략했다. 숨을 참는 수련은 호흡이 충분히 익숙해진 후 숙련된 교사에게 직접 배우는 것이 안전하다.

3
쉬운 명상 수련

쉬운 명상 수련
QR코드

'요가'라고 하면 자동적으로 따라오는 개념이 명상이다. 바닥에 가부좌로 앉아 양손을 무릎에 얹고 묵상 하는 모습은 요가를 표현하는 대표적인 이미지이다. 조용히 묵상하는 이미지는 세상사에 왠지 초연할 거라는 느낌을 준다. 아사나 위주의 요가 수련 외에 따로 명상 시간을 갖거나 명상을 강조하는 요가 센터는 의외로 많지 않지만, 많은 사람들은 '요가=명상'이라는 개념을 갖고 있다. 이러한 요가에 대한 이미지는 요가 수련을 하면 마음을 잘 다스릴 수 있을 거라는 인상을 준다. 실제로 요가는 심신을 다스리는 수련으로 알려져 있다.

살다 보면 누구나 감정 때문에 어려움을 겪는 상황을 맞닥뜨리게 된다. 평소에 요가(명상)를 꾸준히 하면 요동치는 감정 때문에 힘든 것을 다루는 데 도움이 된다. 요가를 수련하면서 수련자는 끊임없이 신체 감각과 호흡을 관찰하고, 그렇게 얻은 관찰력으로 자기 감정을 바라보면 감정에 휘둘리지 않고 상황을 판단하는 능력이 점차 생긴다. 또는 그런 순간에 화를 내거나 감정이 들썩이는 것을 막지는 못하더라도, 상황이 진정된 이후에 빠르게 마음을 가라앉혀 오랫동안 나쁜 감정이나 생각에 휩싸여 있는 것을 막을 수 있다.

명상을 하기 위해서는 다음과 같은 조건을 마련할 필요가 있다.

- **장소**: 방해받지 않는 편안하고 쾌적한 장소를 정한다. 명상을 할 때에 시끄러운 소리가 들리거나 어수선한 곳이라면 집중이 되지 않고 주의가 자꾸 외부를 향하기 마련이다.
- **복장**: 불편함을 주는 옷은 신경이 쏠리게 하여 집중을 방해한다. 신체를 조이지 않는 쾌적하고 편안한 옷이 좋다.
- **시간**: 개인에 따라 남에게 방해받지 않는 시간대를 정하는 것이 규칙적으로 명상 수련을 하기에 좋다. 명상 시간은 처음에는 10~15분 정도로 시작한다. 보통 새벽 시간대가 고요하기 때문에 명상하기에는 가장 좋지만 꼭 새벽에 해야 할 필요는 없다. 중요한 것은 조금씩이라도 규칙적으로 꾸준히 하는 것이다.
- **자세**: 명상하는 자세는 바닥에 앉은 자세가 기본적이지만 의자에 앉아서 해도 무방하다. 의자에 앉아서 할 때는 등을 기대지 않는다.

요가의 명상법은 실로 다양하다. 무엇이든 대상을 하나 정하여 집중하는 것이 여러 명상법의 기본이다. 대상은 소리일 수도 있고, 산이나 바다, 별과 같은 자연물일 수도 있고, 호흡일 수도 있다. 종교가 있는 사람이라면, 자신이 가진 종교의 상징을 대상으로 하여 집중하는 것도 좋다.

여기에서는 초보 수련자도 쉽게 할 수 있는 호흡수 세기 명상법(수식관)과 촛불 명상법(트라타카)을 소개한다. 호흡수 세기 명상법은 호흡에 수를 붙이며 하는 명상법으로 집중력을 높여준다. 촛불 명상법은 명상법인 동시에 요가의 안구 정화 수련법이기도 하다.

● **호흡수 세기 명상법**

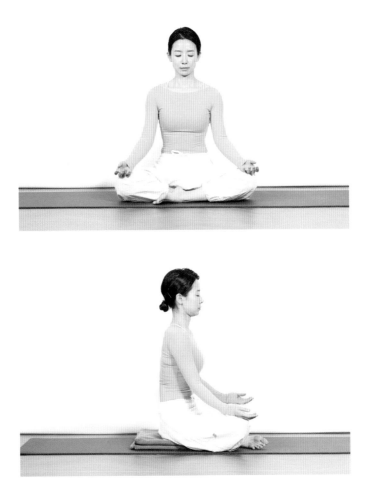

먼저 편안하게 바닥에 앉는다. 무릎을 구부려 바닥에 눕히고 발을 앞뒤로 나란하게 둔다. 한쪽 발목을 반대쪽 발목 위에 교차하여 앉는 자세도 있지만 아래에 눌린 다리가 저리기 쉽다. 엉덩이 아래에 담요를 접거나 방석을 받쳐서 골반을 무릎보다 약간 높여주면 좀 더 편하다.

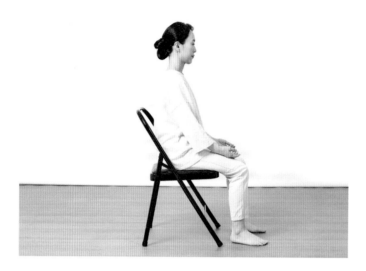

1   의자에 앉아서 한다면 의자 끝에 엉덩이를 걸치지 않게 정자세로 앉는다. 양쪽 발바닥 전체가 바닥에 닿아야 한다. 발이 바닥에 닿지 않는다면 의자를 낮추거나, 발 아래 받침을 사용하는 것이 좋다. 등은 의자에 기대지 않는다.

2   양손을 가볍게 무릎 혹은 허벅지 위에 얹는다. 보통 손바닥이 위를 향하는 것이 편안하지만, 불편하다면 손바닥을 뒤집어 얹어도 괜찮다.

3   척추를 쭉 편 다음 등과 허리 근육의 힘을 살짝 빼서 꼿꼿한 긴장을 푼다.

4   턱이 치켜 올라가지 않게 살짝 목 쪽으로 당긴다. 턱이 치켜 올라가면 뒷목이 눌려 불편해지고 기운이 아래로 잘 내려가지 않아 생각이 많아진다.

5   눈을 감은 후 숨을 마시고 천천히 내쉰다. 그렇게 몇 차례 심호흡을 한다.

6   호흡에 수를 붙여 세기 시작한다. 숨을 마시며 '하나', 숨을 내쉬며 '둘', 다시 숨을 마시며 '셋', 숨을 내쉬며 '넷', 이런 식으로 숫자를 붙인다. 열까지 센 다음, 다시 처음으로 돌아가 하나부터 열까지 센다.

7   호흡수 세기 명상을 하다가 잠시 다른 생각이 들어 호흡수 세기를 놓쳤다면, 다른 생각을 했다는 것을 알아차리고 호흡수 세기로 돌아가 처음부터 다시 센다.

● **촛불 명상법**

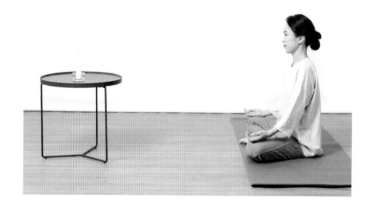

1   탁자 위에 촛불을 켜놓는다. 앉은 자세에서 편안히 응시할 수 있는 높이로 맞춘다. 촛불이 잘 보이도록 주변 조명은 어둡게 하거나 끄는 것이 좋다.

2   바닥에 편안하게 앉는다. 양손은 무릎 위에 가볍게 올리고, 척추를 곧게 세워 앉은 후 가볍게 긴장을 푼다.

3   두 눈으로 지그시 촛불을 응시한다. 가급적 눈을 깜빡이거나 눈동자를 움직이지 않고 약 1~2분가량 바라본다.

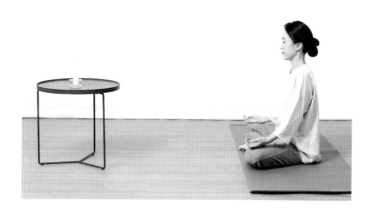

1   눈을 감고 머릿속에 남아 있는 촛불의 잔상에 집중한다.

2   촛불의 잔상이 사라지면 다시 눈을 뜨고 촛불을 바라본다.

3   다시 눈을 감고 촛불의 잔상에 집중한다.

4   눈을 뜨고 촛불을 보고 눈을 감고 촛불의 잔상에 집중하기를 5~8회 정도 반복한다. 집중이 잘 될수록 잔상이 오래 남는다. 잔상이 남는 시간이 길어질수록 횟수를 줄여도 무방하다.

5   마지막 잔상이 사라지면 눈을 감은 채 양손의 손바닥이 따뜻해지도록 여러 차례 비벼 눈꺼풀 위를 살며시 덮는다.

6   눈에서 손을 떼고 천천히 두 눈을 뜬다.

TIP | 촛불 대신 향을 꽂아 향불을 바라보는 것으로 대신해도 좋다. 향불은 크기가 작은 대신 모양이 뚜렷하다는 장점이 있다. 눈을 정화하는 목적으로 촛불 명상을 할 때는 눈물이 나올 때까지 눈동자를 움직이지 않고 촛불을 바라본다.

4
요가를 시작하기 전에, Q&A

Q1. 요가란 대체 무엇인가요?

Ⓐ 동양에는 정신 수양을 중시하는 문화 특성이 있지요. 그중 요가는 고대 인도에서 발생한 영성 수행을 말합니다. 약 2천 년 전 무렵의 고전 요가에서는 마음을 다스리는 것을 강조했고, 중세에 발전한 하타 요가는 신체 안의 특별한 에너지를 일깨우기 위한 육체 수련이 발달했습니다. 이 외에도 요가의 수련 방법과 철학에 따라 여러 가지 요가가 있는데, 모두 인간의 영적인 진화와 자아 초월에 목표를 두고 있다는 것은 동일합니다. 하타 요가의 특징인 신체적 수련 기법이 건강에 좋다고 알려지며 현대에는 하타 요가의 특성이 반영된 요가가 많이 알려졌습니다. 힐링 요가, 테라피 요가, 빈야사 요가 등의 현대 요가는 중세 인도의 하타 요가 기법들을 현대에 맞게 재구성한 요가들이며 전체 요가라는 범위 중 일부분에 해당합니다. 우리에게 친숙한 현대 요가는 아사나 수련을 위주로 하는 초급 단계의 수행으로, '하타 요가'라는 단어로 통칭해 부릅니다. 현대 하타 요가는 몸을 조절하고 통제하는 훈련을 통해 마음으로 들어가는 훈련을 하는 것입니다. 현대 하타 요가를 우리가 살아갈 삶의 균형을 위한 하나의 도구로 봐도 좋습니다. 육체, 정신, 영혼을 균형 있게 발달시키는 수행 체계인 셈인데, 요가의 역사와 철학들은 어렵고 심오해서 일반 요가 수업에서는 거의 다루지 않고 아사나와 호흡 위주로만 다룹니다. 그러다 보니 대부분의 사람들이 요가는 '스트레칭 운동법'이라고 알고 있는 것입니다.

요가의 궁극적인 목적은 몸과 정신이 고통 없이 평화로운 상태가 되는 것입니다.

육체와 마음의 고통에서 벗어나는 것.

성공과 실패라는 굴레에서 벗어나는 것.

잔잔한 호수와 같은 평화로움이 지속되는 상태.

가장 쉬운 단계인 현대 하타 요가에서는 육체의 움직임을 통해 그저 나를 바라보는 연습과 끊임없이 판단하며 평가하고 옆 사람과 비교하는 나를 알아차리는 연습을 하게 됩니다. 내가 어떤지 알아차려야 그다음 단계를 밟을 수 있으니까요.

요가가 단지 스트레칭이 아니라는 것을 알고 수련에 임하면 육체의 건강뿐만 아니라 내면의 평화와 안정감을 얻게 될 것입니다. 이때 요가는 자신의 깊은 내면에서 진정으로 무엇을 원하는지 알려주는 길잡이가 되어줄 것입니다.

Q2. 하루에 몇 시간, 일주일에 몇 번을 해야 배가 허벅지에 닿을까요?

Ⓐ 저는 처음 요가를 시작했을 때 손이 발에 닿지도 않았고 어깨가 너무 굳어 있어서 양팔로 만세도 하지 못했습니다. 하지만 '언젠가는 좋아지겠지'라는 편한 마음으로 하루 1시간씩 주 3~4회 1년간 꾸준히 수련했더니 어느 날 배가 허벅지에 닿았고 그 이후 2년을 더 수련했더니 우르드바 다누라 아사나(아치 자세)도 수월하게 할 만큼 유연해졌어요. 그 즈음 물구나무 서기도 성공했고요. 그러다 게을러져서 몇 개월 쉬고 난 후 다시 시도해보니 안 되더군요. 열심히 해서 목표 자세에 도달했더라도 몇 개월 동안 아무것도 하지 않으면 몸의 긍정적인 변화도 멈춥니다. 그뿐 아니라 다시 뻣뻣했던 처음의 상태로 돌아가지요. 하루 30분이라도 좋으니 최소 주 3회, 여유가 있다면 매일 꾸준히 수련하는 게 중요합니다.

사람마다 가지고 태어난 에너지가 다르기 때문에 정답은 없습니다. 어떤 사람은 주 3회 하루 1시간만으로도 빠른 변화가 있는 반면, 어떤 사람은 그 이상의 시간을 투자해야만 변화가 있기도 합니다. 지금 주 2회씩 꾸준히 하는데 몸의 변화가 없다면 주 3회로 변경해보세요. 수련 시간은 충분한 것 같은데 몸에 긍정적인 변화가 전혀 없다면, 잘못된 방법으로 수련하고 있었던 것은 아닌지 노련한 교사의 지도를 받아 체크해보는 게 좋습니다. 자신의 현재 상태가 어떤지를 파악하고 분석해가며 수련하면 답을 찾을 수 있을 것입니다.

다만 한 가지 명심할 것은, 배가 허벅지에 닿아야 요가를 잘 하는 것이 아니라는 점입니다. 원하는 만큼 몸이 유연해지지 않았더라도 불균형했던 몸이 수련을 통해 조금씩 균형이 잡혀가는 것이 중요하고, 수련할 때 몸의 자극점을 잘 느끼는 것이 먼저입니다. 꼭 배가 허벅지에 닿지 않더라도 올바른 자세로 깊게 아사나를 취하고 있다면 다리와 엉덩이가 당기면서 몸에 충분한 자극을 줄 수 있습니다. 다른 생각이 떠오르지 않을 만큼 그 부분에 집중하여 감각을 느끼고 있다면 잘하고 있는 것입니다.

Q3. 통증 때문에 항상 고민입니다. 자세를 할 때 좀 더 과감하게 도전해보고 싶은 마음이 있지만 괜히 욕심을 내서 했다가 통증이 심해질까 걱정도 됩니다.

Ⓐ 통증이 오면 처음엔 놀라고 두렵습니다. 더 진행했다가는 큰일이 날 것만 같지요. 저도 그랬고 아마 모든 분들이 다 겪어본 경험일 겁니다. 일단 통증이라는 감각은 인간이 살아 있는 한 함께 가야 한다는 걸 인정하고 받아들이는 것이 첫 번째입니다. 내가 살아서 몸을 움직이고 있는 한 피할 수 없지요.

통증은 우리 몸에서 '자, 이제 조심해주세요! 위험해요!'라고 경고하는 신호 체계입니다. '몸이 망가졌다!'라는 나쁜 결과가 아니라 미리 조심할 수 있는 좋은 기회인 셈이지요. 그렇게 보면 아사나를 할 때 통증이 잠깐 느껴졌다 해도 그리 겁먹을 필요는 없습니다.

'아 조심하라는 신호구나'라고 생각한 후 일단 그 자세를 풀고 지켜보세요. 어디에 어떤 느낌으로 통증이 찾아왔는지 느껴보세요. 통증이 두려워 피하려고만 하면 도리어 몸은 더 긴장하게 됩니다. 일단 호흡을 깊게 반복하며 지켜보다가 통증이 서서히 사라지면 다른 자세로 전환하세요. 또는 아주 쉬운 이완법(스트레칭)으로 놀란 부위를 달래듯이 부드럽게 풀어줘도 좋습니다.

그런데 자세를 꼭 완성해내겠다는 욕심에 통증이 보내는 위험 신호를 무시하면 그땐 부상이 옵니다. 그건 요가에서 말하는 현재 상태를 겸허히 받아들이고 내려놓는 연습과는 거리가 있습니다.

몸이 보내는 신호에 유심히 귀를 기울이고 조심하라는 신호가 오면 일단 멈추세요. 그리고 다른 길로 가야 할지 아니면 내가 잘못된 방법으로 몸을 써서 오게 된 통증인지 담당 교사와 상의하고 다시 수련하길 바랍니다. 보통 통증은 몸을 잘 모르고 사용해서 오는 경우가 많으니까요.

'욕심을 내지 말자'가 '도전을 하지 말자'는 아닙니다. 일단은 잠시 멈춰서 기다렸다가 통증이 오지 않는 다른 자세나 방법으로 수련하는 방법도 있다는 걸 꼭 기억하세요.

Q4. 남들은 다 잘하는데 '왜 내 몸은 왜 이 모양이지?'라는 자괴감이 들 때가 있습니다. 어떻게 해야 할까요?

Ⓐ 아마 많은 수련자들이 겪어보았을 거예요. 저도 오랫동안 자괴감에 빠졌었고 빠져나오기까지 오랜 시간이 걸렸습니다. 그 자괴감에서 빠져나올 때 가장 큰 도움이 되었던 생각은 이거였어요.

'아, 내 몸은 이렇구나. 이게 나구나. 그랬구나. 얼마나 불편했을까?'

우선 부족하든 넘치든 있는 그대로의 내 모습을 인정하고 받아들이세요. 그리고 이 불편한 몸으로 지금까지 살아온 내 육체를 달래주세요. 타박하지 말고 괜찮다는 마음으로 따뜻하게 안아주세요. 그럼 아마 부정적인 자괴감이라는 감정은 점차 사라지고 마음이 편안해지면서 내가 괜찮은 사람처럼 느껴질 겁니다.

요가를 수련할 때는 나를 판단하지 않는 게 좋습니다. 남들보다 잘하더라도 내가 월등하구나 하는 오만한 판단을 하지 말아야 하고 남들보다 못하더라도 나만 못해라는 부정적인 판단이나 평가를 하지 말아야 합니다. 그냥 내 모습을 있는 그대로 객관적으로 바라보기만 하세요.

'나는 골반이 뒤로 기울었구나. 그렇다면 어떻게 해야 바로 세워질지 생각해보자.'

여기서 내 감정이 섞인 판단이나 평가는 없습니다. 옆 사람과의 비교도 없습니다. 그저 있는 그대로의 사실만을 바라보세요. 그리고 다음은 어떻게 하면 될지 바로 훈련으로 돌입하면 됩니다.

Q5. 호흡에 집중해서 수련한 날 몸이 날아갈 것 같은 기분 좋은 경험을 했어요. 호흡이 그만큼 중요한가요?

Ⓐ 요가 수련 시 자세, 호흡, 집중은 가장 중요한 것입니다. 이 세 가지가 일치되면 수련 후 날아갈 것 같은 경험을 하기도 합니다. 우리 몸은 모든 곳이 연결되어 있어서 호흡이 빠르거나 들쭉날쭉하면 근육도 함께 긴장합니다. 또 자세에 집중하지 않고 딴 생각을 하면 자세가 흔들리고 덩달아 호흡도 가빠지지요. 종종 오는 부상의 위험도 이러한 상황에서 발생합니다. 이 과정으로 1시간이 흘렀다고 가정하면 수련이 끝난 후 내 몸이 받는 영향도 당연히 달라집니다. 긴장한 근육으로 인해 1시간 내내 숨 가쁘고 피곤했을 테니까요.

거친 바다에서 서핑하는 사람을 상상해보세요. 파도를 거스르고 내 마음대로 가려고 하면 물에 빠집니다. 파도에 몸을 맡기고 파도와 같은 리듬을 타야 물에 빠지지 않습니다. 또 파도 위에서 서핑을 하고 있는데 현재에 집중하지 않고 생각이 미래로 가 있다면 그 순간 균형을 잃고 물에 빠져버립니다.

여기서 파도는 호흡을 뜻하고, 서핑 위의 사람은 내 몸을 뜻합니다. 호흡의 리드미컬한 흐름에 집중하고 거기에 몸을 맞추어 움직여야 합니다. 이 세 가지 요소가 조화를 이루어 1시간 동안 부드러운 흐름을 만들어냈다면 그 결과로 날아갈 듯한 기분 좋은 경험을 하게 되는 것입니다.

Q6. 요가 하면 예뻐지나요? 요가 선생님들은 다들 피부도 밝고 예쁘게 보여요.

Ⓐ 직접적인 과학적 근거 자료는 없습니다. 하지만 요가 수련을 꾸준히 하게 되면 육체와 마음 수련을 하는 것뿐 아니라 점차 나아가 내 몸으로 들어오는 먹거리를 구별하게 되고, 보는 것, 듣는 것도 구별하게 됩니다. 내 몸에 부정적인 영향을 끼치는 것은 그게 무엇이든 하나씩 멀리하게 되지요.

1년 내내 마음의 고통을 겪은 사람은 급격하게 늙고 미간에 주름이 가득하게 됩니다. 저도 갑작스러운 스트레스로 흰머리가 급격히 늘고 피부가 탁해지는 경험을 해보았습니다. 반대로 마음에 평화가 찾아오고 세상을 바라보는 마음의 눈이 너그러워지면 만나는 사람마다 얼굴에서 빛이 난다고 말을 합니다.

요가라는 수행법을 통해 몸과 마음이 균형을 찾고 건강한 음식의 섭취로 몸의 독소를 줄이면, 시끄러웠던 정신이 조용해질 것이고 그로 인해 내면의 평화가 찾아옵니다. 이 내면의 평화가 세상을 대하는 나의 태도를 여유롭게 만들어줍니다.

내면의 평화로움과 단단함이 태도로 드러나는 사람의 아우라는 그 누가 느끼기에도 편안하고 좋습니다. 또 자연 상태의 깨끗한 음식을 구별해 섭취하니 내장이 깨끗해지고 자연히 피부에는 빛이 나게 되지요. 수련 후 얼굴에 화사한 핑크색 혈이 도는 것을 경험해보았지요? 매일 수련을 하면 하루 종일 온몸에 혈액이 원활히 순환되고 그로 인해 얼굴이 맑게 빛나며 예쁘게 보입니다.

Q7. 생리 중에 요가를 해도 되나요?

Ⓐ 수련을 하는 것 자체는 금지하지 않습니다. 그러나 생리 중일 때 사람마다 몸의 상태가 다르므로 본인의 상태를 먼저 파악해야 합니다. 몸을 움직이기도 힘든 통증이 있는 상태라면 요가 수련보다는 휴식을 하는 편이 낫습니다.

허리나 배가 살짝 아픈 정도라면 허리 주변의 순환을 돕는 비교적 쉬운 자세들이 통증 완화에 도움을 주기도 합니다. 그러나 복근을 강하게 조인다거나 손으로 바닥을 짚어 몸을 들어 올리는 강한 근력을 요구하는 자세들은 아마 평소보다 제대로 수행하기가 힘들 것이므로 조심하는 게 좋습니다.

이 시기에는 몸의 근육들이 평소보다 훨씬 부드러워져 있는데, 이로 인해 멈춰야 할 지점을 놓치고 부상을 입기도 합니다. 근육을 수축하는 힘도 약해져 있는 상태이므로 근육의 강한 힘을 요구하는 자세는 피하는 것이 좋습니다. 또 몸을 거꾸로 뒤집는 자세들은 생리혈을 역행시켜 원활한 배출을 방해하게 되므로 하지 않습니다.

Q8. 요가 전 식사해도 되나요? 끝나고 얼마 후 식사하면 될까요?

Ⓐ 우리 몸의 에너지는 한정되어 있고 몸에서 여러 가지 일을 함께 실행할 경우 에너지를 나누어 써야 합니다. 위에 음식물이 남아 있는 상태로 요가 수련을 하게 되면 음식물을 소화시키는 데 에너지가 필요하고 그로 인해 수련에 집중해야 하는 에너지가 모자라게 됩니다.

식사 후 소화가 다 되지 않은 상태로 요가 수련을 하면 졸리거나 몸이 무거워 평소보다 힘들 수 있습니다. 또 음식물이 위에 남아 있는 상태로 몸을 뒤집고 비틀다 보면 음식물이 식도로 넘어오게 되고 식도의 잠금 기능이 서서히 약화되어 역류성 식도염의 원인이 되기도 합니다.

과일로 가벼운 식사를 했다면 1시간 후 수련이 가능하고, 쌀과 반찬들로 적당히 배부른 식사를 했다면 2시간 30분~3시간 후에 수련하길 권장합니다. 육류와 같은 소화가 느린 음식을 섭취했거나 과식을 했다면 최소 4시간이 지난 후 몸 상태를 관찰해보고 아직도 몸이 무겁다면 완전히 소화가 될 때까지 기다렸다가 수련하는 게 좋습니다. 음식의 종류에 따라 또는 각자 소화 능력에 따라 약간의 차이가 있을 수 있습니다.

Q9. 요가 수련 전에는 괜찮았는데 수련 후 두통이 오는 건 왜일까요?

Ⓐ 두통의 원인이 외부가 아닌 요가 수련을 하는 시간 안에 있었다고 판단되면 수련 시 호흡이 어땠는지 돌아보세요. 강하거나 어려운 자세를 하기 위해 몸에 지나치게 힘이 들어갔는지 살펴보고, 또 그때 호흡이 원활하고 부드럽게 이뤄졌는지 생각해봐야 합니다. 너무 빠르거나 강한 호흡, 중간에 숨 멈춤이 반복되는 호흡을 수련 시간 동안 반복했다면 뇌를 향한 산소와 혈류의 공급이 원활히 이뤄지지 않아 두통이 올 수 있습니다.

또 자세를 실행할 때 근육의 이완과 수축이 균형 있게 이루어져야 하는데 억지로 힘을 써서 끙끙대며 수련하면 근육이 필요 이상 수축될 수 있고 온몸의 경직으로 이어져 호흡에도 영향을 미치고 따라서 두통의 원인이 됩니다. 몸의 과한 긴장은 특히 어깨와 목 주변의 경직으로 이어지는 경우가 가장 많은데, 이것이 뇌로 가는 혈류를 방해하는 가장 큰 원인이 되기도 합니다.

다음 수련 시간에는 자세가 흡족하지 않더라도 우선 호흡이 부드럽고 자연스럽게 이어지고 있는지 관찰하며 수련해보세요. 특히 어깨와 목 주변이 부드럽게 확장되어 있는지 살피며 과한 근육의 긴장을 부드럽게 풀어나가는 데 중점을 두세요. 그럼에도 두통이 사라지지 않고 지속된다면 내 몸 상태에 맞지 않는 자세를 실행하고 있을 수도 있으니 지도 교사와 꼭 상의하는 걸 추천합니다.

Q10. 요가를 하면 다이어트에 도움이 되나요?

Ⓐ 요가 교사를 시작한 이후 가장 많이 받은 질문입니다. 그만큼 많은 분들이 궁금해하는 것이지만, 한마디로 시원하게 대답하기에는 좀 복잡한 문제입니다. "다이어트가 되나요?"라는 문장을 "체지방을 태우나요?"라는 문장으로 해석한다면 대답은 "사람마다 다릅니다"입니다. 체지방을 태우려면 땀이 흠뻑 날 정도의 유산소 운동을 해야 효과적인데 요가 종류 중에서 여기에 부합되는 장르는 아쉬탕가 빈야사 요가, 빈야사 요가 정도라고 볼 수 있습니다. 그러나 이것도 호흡이 격해지는 유산소 운동과는 차이가 있기 때문에 완벽하게 지방을 태우는 운동이라고 말할 수는 없습니다.

운동량이 절대적으로 부족했던 사람이라면 요가 수련을 통해 초반에 체지방이 빠지는 것을 경험하기도 합니다. 간혹 음식 섭취량은 적은데 몸의 순환계통에 문제가 있어서 붓고 살이 쪘던 사람의 경우 요가를 통해 골반과 척추가 교정되니 막혔던 순환계통이 뚫리면서 살이 빠지는 효과를 보기도 합니다. 여기서 가장 중요한 사실은 체지방을 빼려면 고지방 고열량 식품을 피하는 것, 자극적인 음식을 끊고 식이요법을 하는 것이 먼저 실천되어야 합니다. 식단이 인스턴트 위주이고 매 끼니마다 과식한다면 요가를 하더라도 지방이 효과적으로 빠지지 않습니다.

하지만 "몸매가 예뻐지나요?"라고 묻는다면 긍정적으로 답할 수 있습니다. 요가는 좌우 균형을 찾아주고 비뚤어진 척추와 골반을 바로잡아줍니다. 골반이 틀어져 있거나 척추가 휘어 있으면 그 비뚤어진 부분 주변으로 순환이 막혀 노폐물이 쌓이게 되는데 이것이 나중에는 지방이 됩니다. 그래서 특정 부위만 살이 찌는 불균형한 몸이 되는 결과를 낳게 되는 것이죠. 체형 교정이 되면 쌓였던 노폐물이 빠져나가고 군살이 줄어드니 살이 빠져 보이는 효과를 얻게 되고 몸 전체의 조화가 좋아져 아름다워 보이게 됩니다. 실제 몸무게는 변화가 별로 없는데 옷 사이즈가 줄거나 주변인들로부터 살이 빠진 것 같다는 말을 종종 듣게 되는 것도 이 때문입니다. 어쨌든 요가는 눈으로 보이는 모습뿐만 아니라 속으로 느끼는 몸의 건강 상태를 모두 긍정적으로 변화시키는 것은 확실한 사실입니다.

Q11. 요가 후 30분간 샤워하지 말라고 하는 이유가 무엇인가요?

Ⓐ 보통 한의원에서 침을 맞고 난 후 몇 시간 동안은 샤워를 하지 말라고 합니다. 침을 맞아 활성화되고 교정된 기의 흐름이 몸에 적용되어 효과를 누릴 시간이 필요하기 때문입니다. 그런데 우리 몸은 물에 닿으면 물의 온도와 상관없이 기혈의 흐름이 흐트러집니다. 그러므로 샤워를 몇 시간 후에 하라고 안내하는 것입니다.

요가의 경우도 마찬가지입니다. 수련을 통해 몸을 부드럽게 이완하고 난 후에는 그 안정된 기의 흐름이 몸 전체에 적용될 시간이 필요한데, 수련 후 바로 샤워를 하게 되면 몸이 단단해지면서 기의 흐름이 흐트러질 뿐만 아니라 이완으로 인해 풀렸던 각종 통증들도 다시 올라와 그 효과가 반감되어버립니다.

요가 수련을 이제 막 시작했다면 노폐물이 많이 포함된 땀이 납니다. 그래서 찝찝한 기분에 바로 샤워를 하고 싶어지지요. 그러나 요가 수련이 깊어지고 충분한 호흡이 뒷받침되면 그때 흘린 땀은 진액이라고 표현합니다. 요가 경전에서는 진액은 그냥 자연 건조하거나 살살 문질러 닦아내면 된다고 안내합니다. 그럼에도 꼭 샤워를 하고 싶다면 수련 후 최소 30분 동안은 물이 몸에 닿지 않게 하고 그 이후 샤워하기를 추천합니다.

Q12. 필라테스와 요가의 다른 점은 무엇인가요?

Ⓐ 요즘 필라테스와 요가를 분리하지 않고 한 강의에서 섞어 지도하는 학원도 종종 있다 보니 이런 질문을 가끔 받습니다. 둘 다 몸을 단련시켜 건강과 균형을 찾고자 하는 것은 같지만 목적에는 확실한 차이가 있습니다.

필라테스는 조세프 필라테스라는 독일인이 고안한 프로그램으로 재활 치료를 위해 만들어졌고, 현재는 몸의 움직임을 스스로 조절하기 위한 운동법으로 발전했습니다.

필라테스에서는 유연성과 지구력, 그리고 몸의 조절 능력과 호흡을 배웁니다. 그중에서도 복부 중심의 근육을 강화시키는 데 중점을 두고 그 과정을 통해 몸 전체를 강화하고 균형을 맞추어갑니다. 즉, 목적이 확실하게 운동에 있습니다.

반면 요가의 목적은 '내 몸과 마음을, 더 넓게는 내 삶의 균형을 찾아서 결국에는 내면이 평화에 이르는 것'입니다. 스트레칭을 통해 몸이 유연해지는 것이 궁극적인 목적이 아닙니다. 유연성은 요가 수련을 하다 보면 부수적으로 따라오는 것입니다.

요가는 아사나를 통해 자극되는 감각들에 집중하고 그것을 통해 나의 상태를 알아차리고 받아들이는 과정입니다. 현재 내 몸과 마음 상태가 어떠한지 들여다보고 받아들인 후 하나씩 개선해나가는 것이지요. 이러한 몸과 마음의 불균형을 해소하고 균형으로 가는 과정에서 육체는 자연히 단련되게 됩니다. 처음에는 먼저 몸을 단련하며 요가가 시작되지만 결국은 마음으로 들어가는 것이 목적입니다. 그래서 요가는 운동으로 분류하기보다는 수행 전통으로 여기며 '요가를 수련한다'라고 표현하지요. 요가의 궁극적인 목적은 내면의 평화입니다.

일러두기

▶ 책과 동영상

· 이 책은 처음부터 동영상과 함께 제작되었다. 그러나 지면 여건상 동영상 전체를 모두 담지는 못했다. 책의 QR코드에 담긴 동영상은 책의 시퀀스에 맞게 편집된 동영상이다.

· 간혹 동영상과 책에 나오는 사진의 방향이 다를 수 있다. 요가는 좌우 대칭적인 자세가 많지만 책에는 한 방향만을 실었다. 이때 직관적으로 자세 전체를 이해하기 쉬운 방향으로 수록하다 보니 동영상과는 방향이 달라지는 현상이 있다.

· 대부분의 요가 자세들은 인도 산스크리트 이름이 있다. 본문에서 요가 자세를 한글 이름과 산스크리트 이름으로 병행 표기했으나 간혹 산스크리트 이름이 없는 것이 있다. 이는 인도가 아닌 서양이나 국내에서 새로 만들어진 자세들로, 주로 수정 요가에서 많이 파생된 것들이다.

▶ 요가 수련 시

· **통증**: 근육이 힘을 내기 위해 수축할 때 생기는 약간의 둔통은 위험하지 않으며 오히려 전혀 힘든 느낌이 없다면 운동 효과가 없을 수 있다. 단 관절이나 근육 일부에서 느껴지는 날카로운 통증, 특정 부위의 저린 느낌은 부상 위험을 알려주는 신호일 수 있으므로 주의 깊게 살펴야 한다.

· **어깨의 긴장**: 어깨에 힘이 들어가 어깨가 올라가지 않도록 주의한다. 요가를 수련할 때 특히 몸을 앞으로 굽히는 자세를 할 때 습관적으로 어깨에 힘이 들어가 승모근의 뭉침이 발생하기 쉽다. 어깨의 힘을 빼라는 지시는 대부분의 자세에 표기했다.

· **전굴(상체를 앞으로 굽히기) 자세를 할 때**: 전굴 자세는 등을 휘게 하는 것이 아니라 골반을 접는 것이다. 좀 더 정확하게 말하면 고관절의 굽힘을 의미한다. 폴더형 휴대전화가 접히는 형태를 떠올려보면 연상하기 쉽다. 고관절이 충분히 가동되고 있다면, 전굴을 시도할 때 장골이 앞으로 움직이는 것을 알 수 있다. 장골은 양손으로 골반 양옆을 잡았을 때 아랫배 바깥 부분의 양쪽에 튀어나와 있는 뼈이다. 장골은 튀어나온 뼈이기 때문에 쉽게 인지할 수 있는 부위로, 지나가다가 탁자 모서리나 식탁 등에 골반이 부딪쳤을 때 "아야" 소리가 나오게 아픈 부분이다. 장골의 위치를 알았다면, 양손으로 골반 양옆을 잡고 의자에 앉아서 상체가 허벅지에 닿게 숙여보자. 장골의 움직임이 앞뒤로 원활하게 움직인다면 고관절이 잘 움직이는 것이다. 만일 장골의 움직임이 적고 제한적이라면, 바닥에 다리를 펴고 앉아 양손으로 골반을 잡고 앞뒤로 움직이는 운동을 틈틈이 한다. 이것만으로도 골반 근육의 긴장을 해소하는 데 도움이 된다.

· **호흡과 근육 감각에 집중하기**: 자세를 유지하는 동안 겉에서 보기에는 멈추어 있는 듯 보이지만 우리 몸의 안에서는 상당히 많은 일들이 이루어지고 있다. 사람에 따라서는 격렬하게 당기고, 많이 불편하고, 때로 답답한 기분이 치솟아 오르기도 한다. 그럴 때는 자세를 조금 편안하게 조절하여 깊게 숨을 내쉬면 조금 나아진다.

· **호흡의 횟수**: 본문에 일정한 호흡수를 써놓았지만 그것은 최소한 그 정도의 횟수만큼 호흡을 하고 자세를 풀라는 의미이다. 시간적 여유가 있고, 자세를 유지하는 동안 호흡이 어렵지 않다면 그 이상 할 것을 권한다. 특히 스트레칭 자세는 여유를 가지고 충분히 할 때 훨씬 효과적으로 심부 근육을 이완시켜준다.

· **마무리 자세**: 요가 시퀀스의 마무리 자세에서는 따로 호흡수를 제한하지 않았다. 마무리 자세 중 송장 자세를 할 때 본문에서 지시한 사항을 충분히 실천하려면 사람마다 필요한 시간이 다르다. 또 저녁 시간대에 요가 수련을 했다면 휴식 자세 그대로 수면에 들 수도 있다. 대부분 요가원에서는 송장 자세를 5~10분 정도 한다. 이를 고려하여 각자 상황에 맞춰 탄력적으로 취하면 된다.

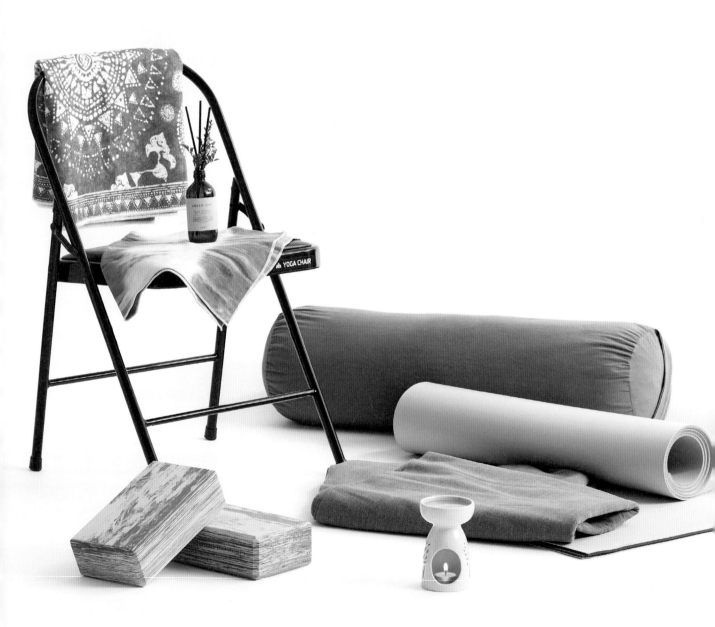

PROPS
YOGA

소도구 요가

요가는 원래 도구를 많이 사용하지 않는다. 움직이기 편한 복장과 매트만 있으면 어디서든 수련할 수 있다는 점은 요가의 큰 강점이다. 하지만 소도구를 활용하면 이점이 많다. 크기가 작고 구하기 쉬운 소도구는 요가에서도 여러 쓰임새가 있는데, 대체로 가볍고 옮기기 쉬우며 부드럽다. 요가 입문자나 혹은 특정 자세를 할 때 어려움을 겪는 수련자라면 소도구를 적절히 활용해보자. 훨씬 편안하게 수련할 수 있다. 예를 들어 누워서 다리를 펴고 발을 잡는 아사나를 할 때 유연성이 부족한 수련자는 손으로 발을 잡기가 어려워 엉뚱한 데 힘을 쏟게 된다. 이럴 때에 벨트를 발에 걸면 힘을 들이지 않고도 발을 잡은 것과 같은 효과를 얻을 수 있다.

소도구를 활용하여 신체적 부담을 덜어내는 것만으로도 초보 수련자에게는 큰 도움이 될 수 있다. 하나의 자세를 성공했다는 긍정적 경험은 꾸준한 수련의 기초가 된다. 신체의 건강을 증진시키며 미용적 효과를 보는 것은 물론, 스스로 해냈다는 자신감과 만족감을 얻는 효과까지 일석이조다.

소도구의 쓰임새는 여러 가지가 있는데, 그중 신체의 지지대 용도와 손이 닿지 않는 것을 대신해주는 용도로의 쓰임이 가장 많다. 그 외에 관절 통증을 줄여주거나 효율적으로 아사나를 익히게 해주는 등 여러 가지가 있다.

이 책에서는 볼스터, 벨트, 블록, 그리고 비교적 크기가 큰 편인 의자 이렇게 네 가지 소도구를 이용한 요가를 소개한다. 볼스터는 넓은 범위의 지지대, 블록은 좁은 범위의 지지대로 사용하며, 벨트는 손을 대신하는 역할을 주로 한다. 의자는 높이를 이용한 지지대를 비롯하여 의자에 앉은 자세의 특성을 활용한 것 등 다양한 방법으로 응용할 수 있다.

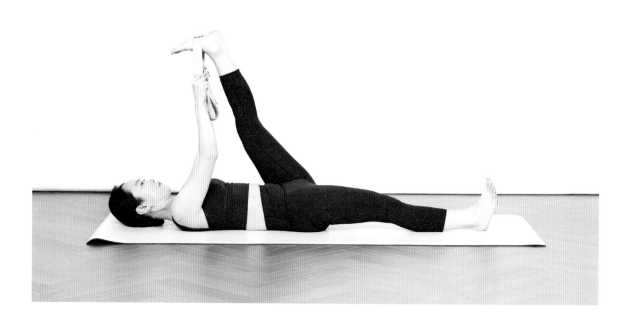

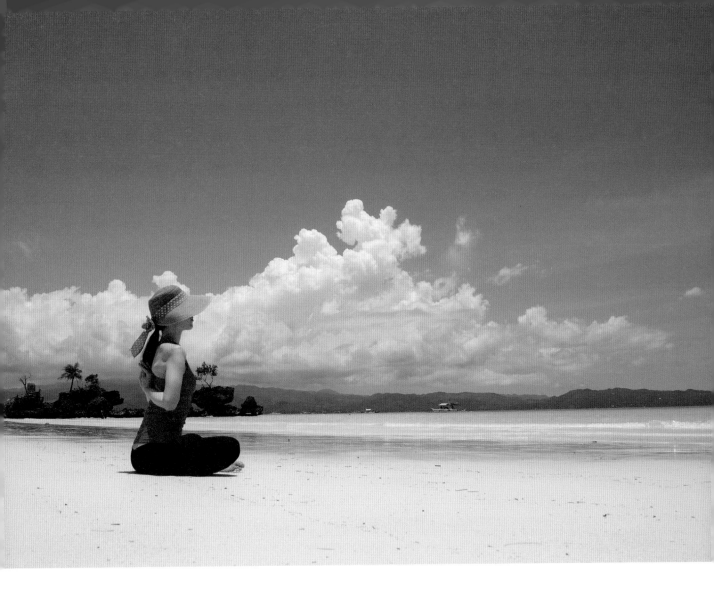

뻣뻣하다고 해서 요가를 할 수 없는 것은 아니에요.
요가는 유연성을 기르기 위한 운동만은 아니니까요.
처음부터 잘하는 사람은 없습니다.
체질적으로 좀 더 쉽게 되는 사람은 있을 수 있지만,
그것만이 요가의 전부는 아닙니다.
손이 발에 닿지 않아도, 결가부좌가 되지 않아도 괜찮아요.
지금 이 순간 수련에 임하는 자신을 그저 바라보세요.
무언가를 하기 위해 애쓰는 나를 격려하고 보듬어주세요.
'조금 못 해도 괜찮아'라고 속삭여주세요.
스스로를 돌보는 마음의 힘이 자라서
나의 어머니가 되고 스승이 되고 안내자가 되어줄 거예요.

1

볼스터 요가

Bolster Yoga

볼스터 요가
QR코드

요가용 볼스터(bolster)는 요가를 할 때 사용하는 긴 쿠션이다. 바디 필로우와 비슷한데, 대체로 바디 필로우보다 짧은 편이며 사각형과 원형이 있다. 푹신한 쿠션감이 있고 바깥 재질이 면으로 되어 있어 사용 시 따뜻하고 편안한 느낌이 든다. 종류마다 길이와 너비가 조금씩 다르며 단단하고 푹신한 정도에도 차이가 있다. 비교적 큰 부피를 이용하여 상반신 전체를 지지하는 용도로 많이 사용하지만, 골반이나 무릎 아래 등에 받치기도 하며 다양하게 응용할 수 있다.

엎드린 상태에서 뒤로 젖히는 자세를 할 때, 볼스터를 복부나 골반에 받쳐 지렛대 용도로 사용하면 등과 허리에 부담을 훨씬 줄일 수 있다. 또한 앉아서 하는 자세에서 특정 위치에 볼스터를 두면 자세가 훨씬 안정된다. 볼스터의 활용으로 신체적인 안정감을 얻을 수 있을 뿐만 아니라, 푹신푹신한 촉감에서 받는 심리적 위안도 있기 때문에 스트레스 해소에도 효과적이다.

볼스터 요가 시퀀스와 자세

볼스터를 활용하면 도움이 되는 요가 시퀀스를 소개한다. 척추를 뒤로 젖히는 자세의 비중이 높으며, 이러한 자세들은 척추를 둘러싼 근육들을 튼튼하게 만들고 어깨와 등을 굽게 만드는 근육을 이완한다. 따라서 자세 교정에 크게 도움이 된다. 어깨가 앞으로 굽고 척추가 경직된 수련자들은 신체적인 불편함이나 부담이 높기 쉬운데, 볼스터를 배 아래에 받치면 그러한 부담을 제법 경감할 수 있다.

몸을 앞으로 숙이는 자세를 할 때에는 볼스터를 무릎 혹은 엉덩이 아래에 받쳐 자세를 안정되게 한다. 이는 엉덩이와 다리 뒤쪽이 뻣뻣한 수련자가 당기는 통증을 적게 느끼게 하면서도 아사나를 좀 더 수월하게 유지할 수 있도록 돕는다.

자신의 몸이 좀 뻣뻣하고 뒤로 젖히는 자세가 유독 어렵다고 느껴진다면, 이 볼스터 요가 시퀀스를 시도해보자. 같은 자세라도 평소보다 훨씬 수월하고 편안하게 아사나를 할 수 있다고 느끼게 될 것이다.

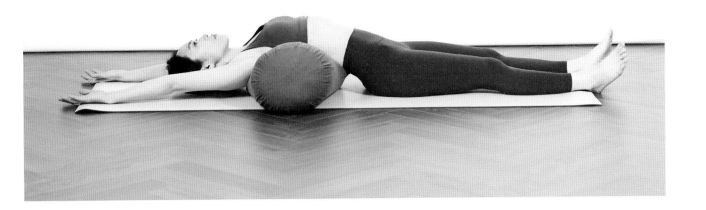

편안한 볼스터 요가 시퀀스: 8분

1. 엎드린 휴식 자세
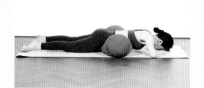

2. 코브라 자세
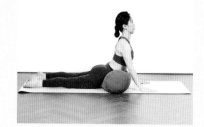

3. 활 자세
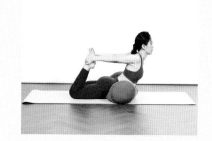

7. 앉은 전굴 자세
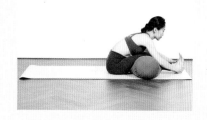

8. 거북이 자세
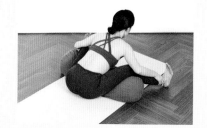

9. 누운 영웅 자세
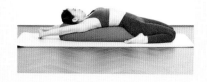

4. 메뚜기 자세

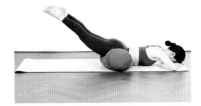

5. 고양이 자세

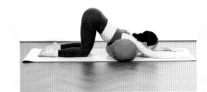

6. 아기 자세

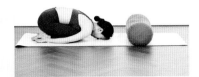

01 엎드린 휴식 자세(마카라 아사나)

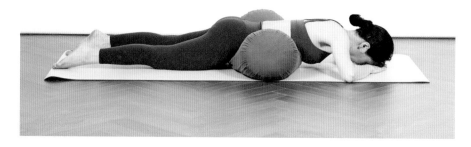

1. 볼스터를 복부 아래에 두고 엎드린다. 윗배와 아랫배가 모두 볼스터 위에 위치하도록 조절한다.
2. 양손을 겹쳐 이마 아래에 받친다. 양쪽 다리는 편안한 간격으로 벌리고 발뒤꿈치가 바깥을 향하도록 힘을 뺀다.
3. 이 자세로 잠시 부드럽게 호흡한다. 긴장이 이완되어 횡격막이 움직이는 호흡을 하고 있다면 마시는 숨에 허리와 엉치뼈가 위로 약간 부풀 듯 오르고, 내쉬는 숨에 편안히 바닥 방향으로 가라앉는 것이 느껴질 것이다. 배의 방향에서 설명하면, 마시는 숨에 배가 약간 부풀며 허리와 엉치뼈를 밀어 올리고, 내쉬는 숨에 배가 꺼지면서 올라갔던 허리와 엉치뼈도 제자리로 돌아간다.
4. 10~15회 호흡한다.

   TIP | 엎드려서 횡격막 호흡을 하면, 호흡으로 인해 일어나는 허리와 엉치뼈 부위의 움직임을 좀 더 쉽게 관찰할 수 있다. 앉거나 누웠을 때에는 주로 배의 움직임이 크게 느껴지지만, 엎드렸을 때에는 배가 바닥에 눌리기 때문에 움직임이 제한된다. 대신 허리와 엉치뼈 부위로 움직임 방향이 전가된다.
   깊은 횡격막 호흡은 횡격막의 부착 부위인 허리 부분을 부드럽고 리드미컬하게 움직이게 하므로, 허리 근육의 긴장으로 생긴 요통을 경감시켜주는 효과가 있다. 심신의 이완 효과도 있으므로 잡생각으로 잠자리에서 편안히 휴식되지 않을 때에도 도움이 된다.

02 코브라 자세(부장가 아사나)

1 숨을 내쉬며 양손을 어깨 또는 가슴 옆에 짚는
다. 뒤로 젖히는 자세를 힘들어하는 편이라면,
양손을 앞쪽으로 멀리 짚는다.
2 발등은 바닥에 단단히 고정한다.

TIP | 볼스터 위에 엎드려 호흡한 후 엎드린 채
로 다리를 구부려서 좌우로 넘기는 등의 준비 운
동을 하면 더욱 좋다.

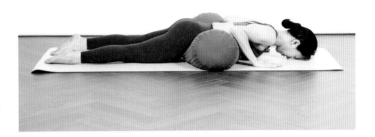

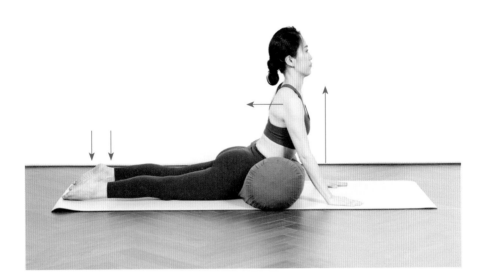

1 숨을 마시며 양손으로 바닥을 밀어 천천히 상체를 일으킨다.
2 엉덩이 근육을 조이고 발등으로 바닥을 밀어 하체를 견고하게 한다.
3 팔꿈치를 약간 굽힌 상태에서 어깨를 바닥으로 내리고 뒤로 젖힌다. 동시에 목을 길게 늘여 어깨와
귀가 서로 멀어지게 한다.
4 시선은 앞을 보거나, 목이 불편하지 않다면 고개를 들어 위를 향한다.
5 5회 호흡한 뒤 팔꿈치를 구부리며 천천히 내려놓고 엎드린 휴식 자세를 취한다.

주의 사항 | 억지로 팔꿈치를 펴지 않는다. 등은 뒤로 젖혀지지 않는데 팔만 편다면 척추가 팔에 의해 억
지로 세워져 자세가 불안정해지고 수련 효과는 반감된다. 그보다는 팔꿈치를 구부리고 몸통에 바짝 붙
여 척추를 지지하는 근육들을 단련시키도록 한다.

고급 자세
시도하기

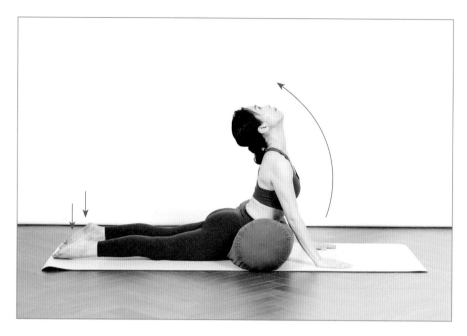

앞의 자세에서 허리나 등에 불편함이 없다면, 팔을 더 펴서 척추를 높이 들어 올리고 목도 길게 위로 끌
어당기듯 든다. 고개를 살짝 뒤로 젖혀 천장을 바라본다. 척추가 전반적으로 위로 솟구치는 느낌이며 양
손으로는 바닥을 강하게 민다. 날개뼈(견갑골)를 뒤에서 척추 쪽으로 모아 허리 방향으로 끌어 내리듯 단
단히 수축한다.

주의 사항 | 무리하게 시도하지 않는다. 어디까지나 앞의 자세에서 불편함이 없을 때 시도하며, 특히 어깨가
올라가 귀 옆에 붙지 않게 해야 한다.

<u>03</u>　　활 자세(다누라 아사나)

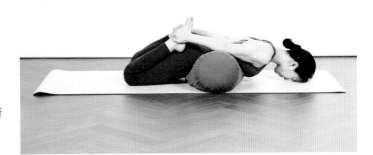

1　양쪽 다리를 구부린 후 양손을 뒤로 뻗어 발을
　 잡는다.
2　이마를 바닥에 대고 숨을 내쉰다.

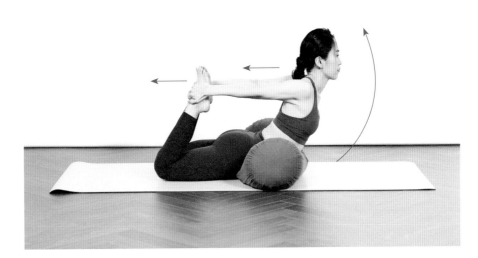

1　숨을 마시며 발을 들어 올려 천천히 상체를 일으킨다.
2　상체가 올라감에 따라 고개도 서서히 들어 올린다. 어깨는 힘을 빼 어깨가 충분히 뒤로 젖혀지고 가
　 슴을 편다.
3　5회 호흡하면서 자세를 유지하되, 가능하면 발을 최대한 뒤로 밀어 상체를 높이 든다.
4　숨을 내쉬며 천천히 내려가 다리를 펴고 양손을 겹쳐 이마 아래에 둔다. 이 상태로 잠시 깊은 횡격막
　 호흡을 하면서 허리가 편안해지도록 기다린다.

TIP | 활 자세는 개인에 따라 상체나 하체에 포인트를 줘서 수련할 수 있다. 여기에서는 볼스터의 위치
를 조절하여 상체를 더 높이 들 수도 있고, 하체가 더 잘 들리게 할 수도 있다. 가슴과 배의 스트레칭을
원한다면 볼스터를 윗배 쪽으로, 골반과 앞쪽 허벅지 스트레칭을 하고 싶다면 골반 아래에 두면 된다.
개인에 따라 활 자세를 하면 치골이 바닥에 눌리면서 통증이 있는 경우도 있는데, 볼스터를 치골 가까이
받쳐주면 통증 없이 활 자세를 할 수 있다.

고급 자세
시도하기

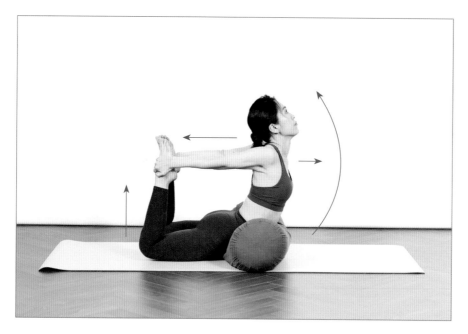

앞의 자세가 불편하지 않은 경우, 무릎을 바닥에서 가능한 만큼 들어 올려본다. 볼스터가 배를 받치고 있기 때문에 무릎이 높이 들리지는 않을 것이다. 하지만 그 상태에서 발을 더 뒤로 밀면 상체가 더 높이 들리며 몸의 앞부분이 충분히 열리게 된다.

주의 사항 | 내부의 압력이 일시적으로 올라가는 자세이므로 혈압이 높은 수련자는 주의해야 한다. 이 경우 날숨에 발과 상체를 들어 올리고, 호흡이 가쁘지 않는 선에서 멈추도록 한다. 시선은 위를 보려 하지 말고 앞이나 바닥을 보면서 부드럽게 호흡한다. 활 자세를 할 때 무릎 간격이 골반 너비보다 넓게 벌어지면 허리 바깥쪽에 통증이 올 수 있으니 주의한다.

TIP | 이러한 자세들은 호흡에 맞추어 몸을 약간씩 움직이면 훨씬 수월하다. 숨을 마시고 상체를 들어 올린 상태에서 다시 숨을 내쉴 때 높이를 똑같이 유지하기란 매우 어렵다. 숨을 마실 때 조금 더 들고, 내쉴 때 자세가 약간 낮아지게 하면 이 자세를 유지하는 부담을 다소 덜 수 있다.

04 메뚜기 자세(살라바 아사나)

1 몸을 일으켜 약간 앞으로 가서, 볼스터를 치골 아래에 깔고 엎드린다. 이때 아랫배, 골반 전체, 허벅지 윗부분이 볼스터 위에 있다.
2 양손을 겹쳐 이마 아래에 받친 후 어깨의 긴장을 푼다.
3 양쪽 다리를 곧게 펴고 골반 너비로 간격을 둔다.

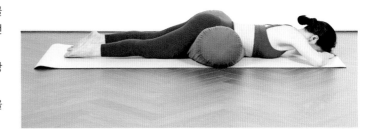

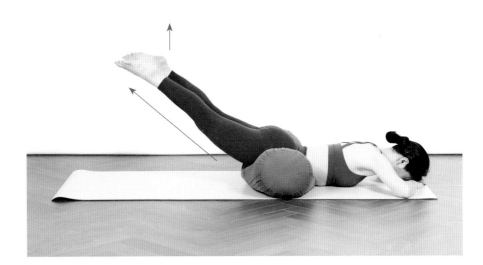

1 숨을 마시면서 양쪽 다리를 들어 올린다.
2 가능한 높이까지 들어 올린 후 양쪽 다리의 간격을 약간 좁힌다.
3 엉덩이 근육을 조이고 양쪽 다리를 뒤로 쭉 뻗으면서 자세를 유지한 채 5회 호흡한다.
4 숨을 내쉬면서 천천히 양쪽 다리를 바닥에 내려놓고 힘을 뺀다.
5 엎드린 휴식 자세에서 잠시 횡격막 호흡을 하며 등과 허리, 엉덩이 근육의 수축으로 생긴 자극을 가라앉힌다.

고급 자세
시도하기

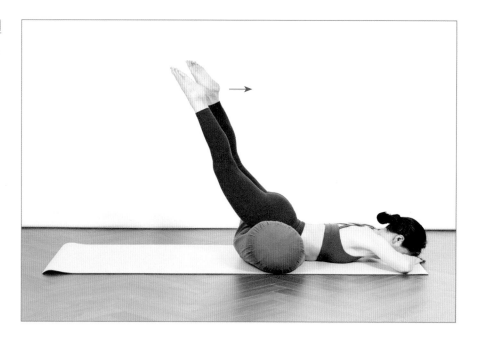

숨을 마시며 양발을 더욱 높이 들어 올려 머리 방향으로 끌어당긴다. 엉덩이 근육을 강하게 수축하고, 계속 호흡하면서 자세를 유지한다. 볼스터가 지렛대 작용을 하여 다리를 좀 더 수월하게 들 수 있게 되므로, 자신감을 얻는 효과가 크다.

주의 사항 | 자세를 만들기 위해 큰 근육들을 강하게 수축해야 하는 자세이다. 체력이 많이 약한 수련자는 수련 후에 진이 빠지는 느낌이 있을 수 있으므로 무리하지 않는다.

05 고양이 자세(비달라 아사나)

1 양손을 풀어 어깨너비로 벌려 머리 옆을 짚
는다.
2 숨을 마시며 양손으로 바닥을 밀고 골반을 들
어 뒤로 민다.

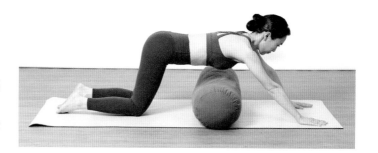

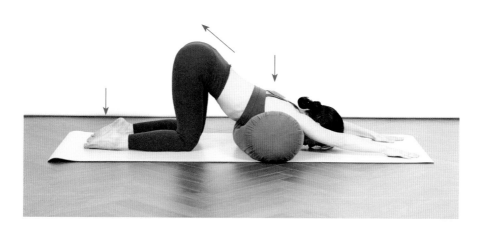

1 골반이 무릎과 수직이 되도록 하고, 가슴을 바닥으로 내려 볼스터를 누른다. 양팔은 곧게 뻗고, 손으
로 바닥을 앞으로 민다.
2 이마를 바닥에 대거나 가능하다면 턱을 바닥에 댄다.
3 골반을 위로 계속 끌어 올리는 동시에 가슴은 바닥을 향해 낮추어 볼스터를 꾹 눌러준다. 발등에 힘
을 줘 바닥을 누른다. 그렇게 하면 배 근육의 수축이 일어나 자세가 더욱 안정되고 견고해진다.
4 5회 호흡한 후 양손을 어깨 옆으로 가져가 바닥을 짚고 상체를 일으킨다.

TIP | 고양이 자세는 그다지 어려운 자세가 아님에도 의외로 많은 수련자들이 불편함을 느끼곤 한다. 어
깨와 흉추가 경직되면 가슴이 바닥에 닿지 않으며, 어깨에서 윗팔까지 이어지는 근육들이 굳어 있는 경
우 특정 부위의 통증을 호소하기도 한다. 여기서 소개하는 고양이 자세는 볼스터가 자세를 지지하기 때
문에 가슴이 바닥에 닿지 않는 수련자도 수월하게 할 수 있다. 오래 앉아 있는 생활을 하거나 어깨가 굽
은 사람일수록 자주 할 것을 권한다.

06   아기 자세(발라 아사나)

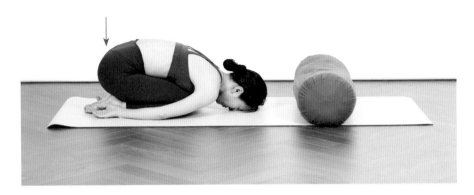

1   고양이 자세에서 상체를 일으킨 후 골반을 뒤로 밀어 엉덩이와 발뒤꿈치를 붙인다. 누군가가 엉치뼈와 골반 전체를 지그시 눌러준다고 생각하며 무게 중심을 뒤로 보내어 꼬리뼈를 툭 떨어뜨린다.

2   볼스터를 앞으로 굴려서 밀어내고 이마를 바닥에 댄다.

3   양손을 발 옆으로 내리고 팔은 바닥에 떨구듯 이완한다. 팔에 힘을 완전히 빼면 팔꿈치가 약간 구부러져 바닥에 닿는다.

4   5회 호흡한다.

5   일어날 때에는 고개를 떨구고 척추를 말듯이 들어 올린 후 마지막에 고개를 든다.

> **TIP** | 앞선 자세에서 계속 등과 허리를 뒤로 젖혀 생긴 근육의 긴장과 피로를 해소해준다.

엉덩이가 발에
닿지 않고 들린다면

휴식 자세로 알려졌지만, 아기 자세가 잘 안 되는 사람이 의외로 많다. 허리 부위 긴장이 많거나 앞쪽 허벅지 근육이 잘 이완되지 않을 때 이 자세에서 종종 엉덩이가 들린다. 엉덩이가 들리는 사람은 이마를 바닥에 대면 목과 머리에 체중이 실려 호흡과 자세가 불안정해지므로, 양손으로 주먹을 쥐고 위아래로 탑을 쌓아 이마 아래에 받쳐준다. 블록을 받쳐도 좋다.
일어날 때에는 고개를 떨군 채 등을 말아 천천히 상체를 세운다.

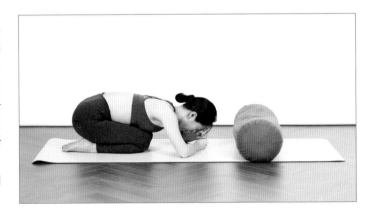

07   앉은 전굴 자세(파스치모타나 아사나)

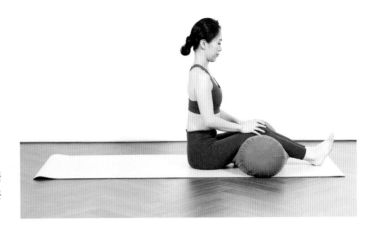

1   앉아서 다리를 펴 볼스터 위에 걸친다.
2   볼스터가 무릎 아래에 위치하게 한다. 다리를
    가지런히 모으고, 척추는 반듯하게 편다. 손은
    무릎 위에 가볍게 둔다.

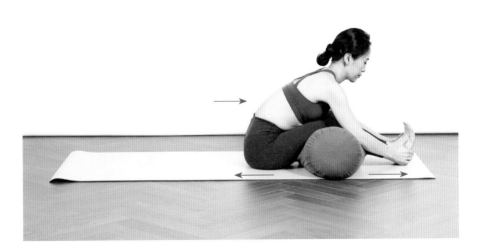

1   숨을 마시며 골반을 약간 앞으로 굽힌다. 동시에 양팔을 앞으로 내밀어 양손으로 발날을 잡는다.
2   숨을 내쉬며 골반을 좀 더 깊게 굽혀 배와 허벅지가 닿도록 숙인다.
3   발가락 끝을 몸 쪽으로 당기며 무릎으로 볼스터를 지그시 누르고 엉덩이를 뒤로 민다. 시선은 발을
    응시한다.
4   앞을 향해 척추를 지속적으로 편다. 겉보기엔 멈춰 있는 것 같지만 몸 안에서 펴는 작업을 계속한
    다. 몸 뒤쪽 전체 근육(허리, 엉덩이, 뒤쪽 허벅지, 종아리와 뒤쪽 발목)이 당기는 감각을 주시하며 5회 호
    흡한다.
5   숨을 마시며 상체를 약간 일으킨 후 양손을 풀고 천천히 상체를 세운다.

    주의 사항 | 억지로 상체를 숙이면 등이 둥글게 굽는다. 척추는 앞으로 펴고 골반을 굽혀 상체가 자연스
    레 내려가게 한다.

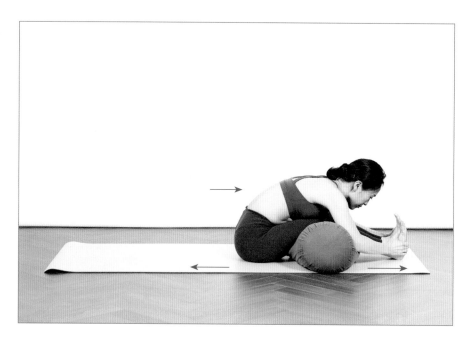

앞의 자세가 수월하다면, 양쪽 무릎으로 볼스터를 꾹 누르며 다리를 좀 더 편다. 골반을 좀 더 깊게 구부려 상체와 하체가 서로 밀착되게 하며, 양쪽 발뒤꿈치를 더욱 앞으로 밀고 발끝을 당긴다. 어깨를 뒤로 당기며 양쪽 팔꿈치를 구부린다.

08 거북이 자세(쿠르마 아사나)

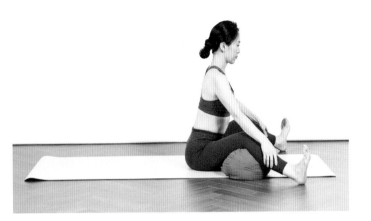

1 볼스터를 무릎 아래에 두고 바르게 앉은 상태에서, 양쪽 무릎을 볼스터의 가장자리에 각각 올려둔다.
2 양발을 세우고 발끝을 몸 쪽으로 당겨 양쪽 엄지발가락과 무릎이 천장을 향하게 한다.
3 숨을 마시며 양손을 앞으로 내밀어 정강이를 잡는다.
4 어깨를 아래로 낮춘다.

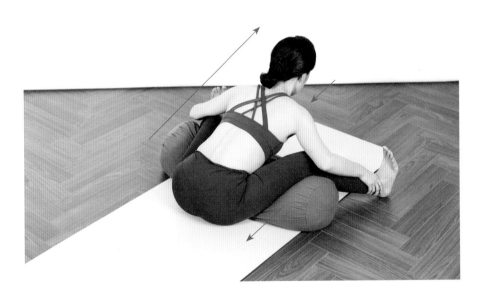

1 숨을 내쉬며 골반을 굽히고 양손을 좀 더 멀리 내밀어 발목을 잡는다.
2 발끝을 몸 쪽으로 당겨서 좀 더 종아리와 아킬레스건을 늘인다.
3 배가 볼스터에 닿고, 양쪽 다리 사이의 공간에 상체가 깊숙하게 내려가게 한다. 이때 머리는 앞을 향하고 골반은 뒤로 향하여 서로 멀어지게 민다.
4 양쪽 무릎으로 볼스터를 좀 더 누르고 어깨를 가능한 한 뒤로 보내 귀와 멀어지게 한다.
5 당기는 몸의 느낌을 지켜보면서 5회 호흡한 후 천천히 상체를 일으켜 세운다.

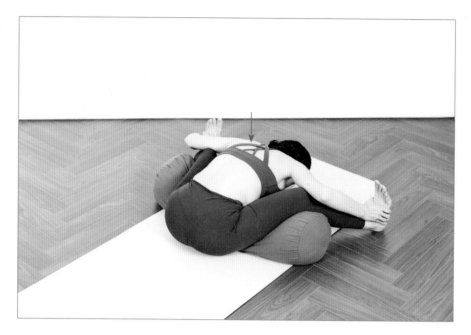

고급 자세
시도하기

골반을 더 깊이 굽히는 것이 가능하다면 양손으로 발을 감싸듯이 잡고, 상체가 다리 사이 공간의 바닥을
향해 내려가게 한다. 발을 약간 더 앞으로 밀며 엉덩이는 뒤로 밀고 무릎을 바닥으로 누를수록 다리 뒷면
의 당기는 감각이 더해지며 깊게 스트레칭된다.

09 누운 영웅 자세(숩타 비라 아사나)

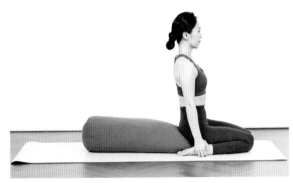

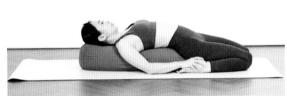

1 볼스터를 매트 위에 세로로 두고, 볼스터의 끝에 엉덩이를 걸치고 앉는다.
2 양쪽 다리를 하나씩 뒤로 구부리고 발은 엉덩이 바깥에 둔다. 가급적 양쪽 무릎이 떨어지지 않게 모아서 앉는다.
3 양손을 각각 발 위에 올려놓고 척추를 펴고 곧게 앉는다.

1 숨을 마시며 한쪽 팔꿈치를 구부려 상체를 비스듬하게 만든 다음, 바닥에 댄다.
2 반대쪽 팔꿈치도 마저 구부려 상체를 뒤로 눕힌다.
3 가급적 양쪽 무릎 사이를 좁히고 아랫배를 조인다.
4 3~4회 호흡하며 무릎과 허벅지 근육이 당기는 자극을 주시한다.

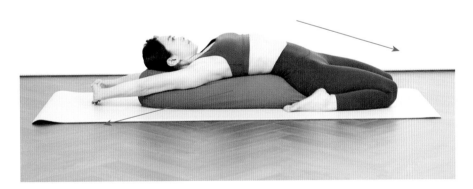

1 무릎과 허벅지의 당김에 어느 정도 적응되었다면, 숨을 마시며 양손을 좌우로 원을 그려 머리 위로 뻗는다.
2 양손을 깍지 끼고 기지개 켜듯 몸을 길게 늘인다.
3 5회 호흡한 뒤 깍지를 풀어 양손을 다시 발 옆으로 가져간다.
4 팔꿈치를 구부려 바닥을 지탱한 뒤 한쪽으로 몸을 비스듬히 일으켜서 천천히 앉는다.
5 완전히 앉은 상태에서 오른쪽 엉덩이를 살짝 들고 오른쪽 무릎을 천천히 편다. 왼쪽 다리도 마찬가지로 천천히 편 후 살살 흔들어준다.

주의 사항 | 절대로 누운 상태에서 무릎을 펴지 않는다. 누워서 무릎을 펴다가 부상을 입을 수 있다. 무릎 관절염이 있거나 다른 이유로 무릎 통증이 있을 때, 혹은 누웠을 때 무릎이 들리는 수련자는 결코 무리해선 안 된다. 앉은 자세에서 다리 하나씩만 구부려 뒤로 기대거나 눕는다.

2

블록 요가

Block Yoga

블록 요가
QR코드

블록(block)은 요가 센터에서 활용도가 꽤 높은 직사각형 도구로 가로, 세로, 높이가 조금씩 다른 점을 이용한다. 보통 두 개를 한 쌍으로 사용하며 재질은 가볍고 탄탄하다. 블록은 초보자용이라고 생각할 수 있으나, 초보자뿐 아니라 숙련자에게도 추가적인 운동 효과를 줄 수 있다.

요가를 수련할 때 균형을 잡는 자세 등에서 손이 잘 닿지 않는 간격을 메우는 용도로 가장 많이 쓴다. 그다음으로 엎드리거나 누워서 상체나 하체를 들어 올리는 자세를 할 때 양손 사이나 무릎 사이에 끼워서 활용하는 경우도 많다.

다음 사진의 수련자는 블록을 양손과 무릎으로 누르며 팔 안쪽 근육과 등 근육, 허벅지 안쪽 근육을 더 적극적으로 수축하고 있다. 블록 없이 같은 자세를 했을 때에 거의 사용하지 않았을 근육을 사용하고, 블록을 누르는 것을 통해 어느 부위에 힘이 들어가는지 쉽게 인지할 수 있다. 즉 블록을 활용함으로써 특정 자세에서 적극적으로 사용해야 할 근육과 사용 방법을 수련자가 터득하도록 돕고 근력 강화의 효과를 가져온다.

그 외에 탄탄하면서도 부드러운 폼 재질 특성을 이용하여 직접 바닥에 닿았을 때 통증이 생기는 관절 아래에 받쳐서 사용하기도 한다.

블록 요가 시퀀스와 자세

/

블록은 다양하게 활용이 가능하지만, 여기서는 블록을 이용해 등과 하체를 단련함과 동시에 경직되어 있기 쉬운 어깨와 가슴을 스트레칭하는 자세들로 이루어진 시퀀스를 소개한다.

시퀀스 초반에 나오는 등과 어깨의 스트레칭 및 몸 뒤쪽의 큰 근육을 단련하는 자세들은 활력과 상쾌함을 준다. 이어 나오는 서서 하는 자세들은 꾸준히 수련하면 몸 전체를 깊게 스트레칭하면서 동시에 근력을 좋아지게 하는 효과가 있다. 서서 하는 자세들은 원래 손으로 바닥을 짚거나 발목을 잡는 것들이지만, 여기에서는 바닥이나 발목 대신 블록을 짚는다.

선 상태에서 바닥을 짚기 어려울 만큼 몸이 뻣뻣한 수련자들은 균형을 잡는 것이 걱정스러울 수 있으나, 블록을 활용할 것이기에 크게 우려하지 않아도 된다. 손을 짚어야 할 위치에 블록을 두면 지면을 높여준 것과 같은 효과가 있어 자세를 훨씬 안정시킬 수 있다. 그렇기 때문에 요가 수련 시 블록을 적절히 활용하는 것은 신체적, 심리적 부담을 줄이는 데도 일조한다. 초보자라 하더라도 마음 편하게 이 자세들에 도전하길 권한다.

마지막으로 누워서 블록을 활용한 자세들도 소개한다. 정말 시간이 없을 때에는 이 누워서 하는 자세들
만 해도 몸이 훨씬 가벼워지고 활력이 생길 것이다.

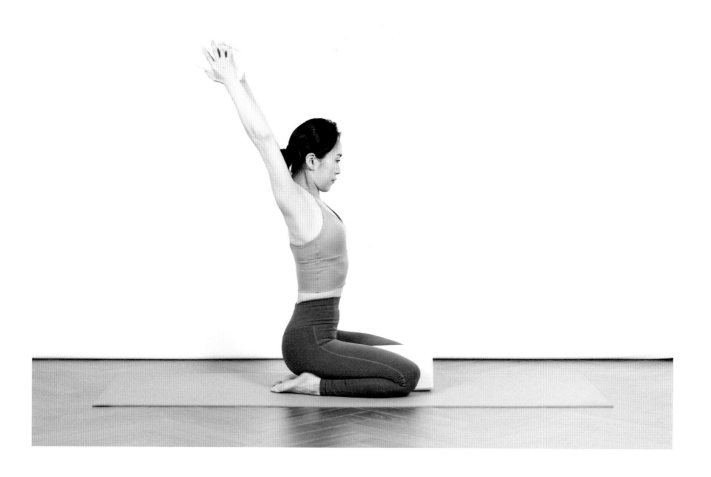

활력을 돋우는 블록 요가 시퀀스: 15분

1. 무릎 꿇고 앉은 자세

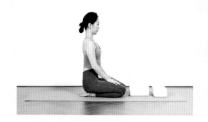

2. 고양이 자세

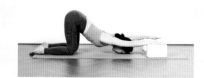

3. 양손 든 메뚜기 자세

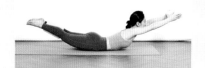

7. 서서 전굴 자세

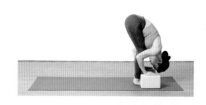

8. 삼각 자세

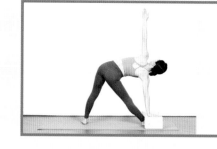

9. 피라미드 자세

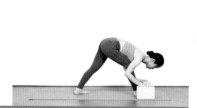

13. 지팡이 자세

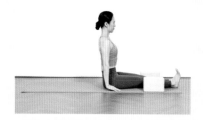

14. 누워서 기지개 켜기

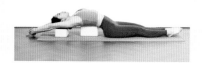

15. 물고기 자세

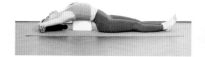

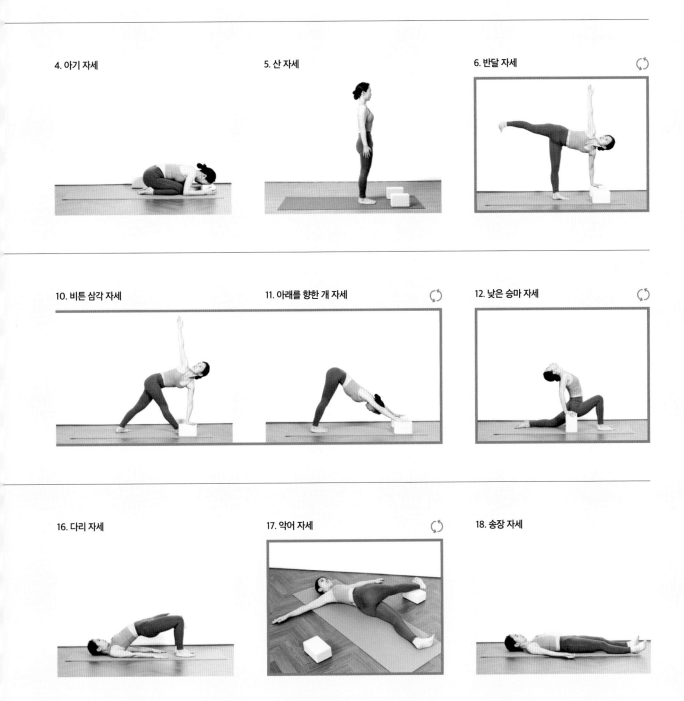

4. 아기 자세

5. 산 자세

6. 반달 자세 ↻

10. 비튼 삼각 자세

11. 아래를 향한 개 자세 ↻

12. 낮은 승마 자세 ↻

16. 다리 자세

17. 악어 자세 ↻

18. 송장 자세

<u>01</u>　무릎 꿇고 앉은 자세(바즈라 아사나)

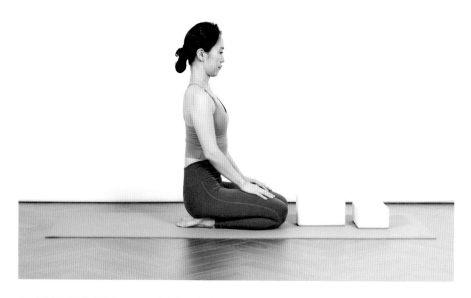

1　무릎을 구부려 발을 모으고 엉덩이를 발 위에 올려 앉는다.
2　허리를 세우고 턱은 위로 들리지 않도록 살짝 내린다. 그렇다고 너무 내려서 고개가 앞으로 숙여지
　지는 않으며 정수리가 천장을 향하도록 한다.
3　양손을 무릎 위에 가볍게 둔다.
4　10회 호흡을 하며 들숨과 날숨에 주의를 기울인다.

02 　고양이 자세(비달라 아사나)

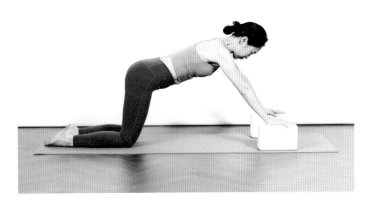

1 두 개의 블록을 매트의 앞부분에 세로로 세워
　놓는다. 블록 사이의 간격은 수련자의 어깨너
　비 정도로 떼어둔다.
2 양손을 각각 블록 위에 하나씩 얹고, 무릎을 뒤
　로 보낸다. 이때 무릎의 위치는 골반보다 좀 더
　뒤쪽이다.
3 발등을 펴 바닥으로 지그시 누른다.

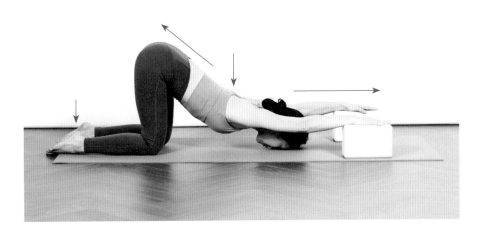

1 숨을 마시고 내쉬며 상체를 바닥으로 낮춘다.
2 골반과 무릎을 수직으로 맞춘다. 무릎과 골반이 수직이 아니면 무릎을 조금씩 움직여 위치를 맞춘다.
3 가슴을 바닥 가까이로 계속 낮추면서 양손으로 블록을 누르고, 아랫배를 조이며 발등으로 바닥을 눌
　러 하체가 탄탄하게 자세를 받쳐주도록 한다.
4 골반을 계속 뒤로 미는 동시에 꼬리뼈를 위로 든다고 생각한다.
5 이마가 바닥에 닿는다면 이마를 바닥에 댄다.
6 5회 호흡한 후 천천히 상체를 일으킨다.

　　TIP | 블록을 활용하면 다소 어깨가 뻣뻣해도 도구 없이 고양이 자세를 할 때보다 훨씬 편안하다. 볼스
　　터를 활용한 고양이 자세(55페이지)에 비해 어깨를 더욱 뒤로 젖힐 수 있다.

고급 자세
시도하기

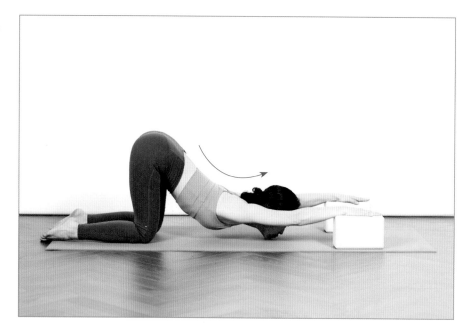

어깨와 가슴을 조금 더 낮출 수 있다면 상체를 더 아래로 누르며 턱을 바닥에 댄다. 목이 뒤로 젖혀지며
스트레칭 효과가 있다. 목의 앞부분을 스트레칭하며 가볍게 젖히는 자세들은 일자목 예방에 도움이 된다.

03 양손 든 메뚜기 자세(살라바 아사나 변형)

1 블록 하나는 매트 앞에 두고, 나머지 하나는 정
  강이 사이에 세로로 끼운다.
2 정강이 사이에 블록을 끼운 상태로 매트 위에
  엎드린다.
3 양손으로 블록을 가로로 잡고 앞으로 팔을 편
  다. 이마를 바닥에 대고, 어깨의 긴장은 이완
  한다.
4 다리를 모아 종아리 사이의 블록을 누른다. 숨
  을 내쉬며 아랫배를 조인다.

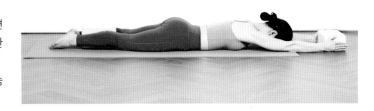

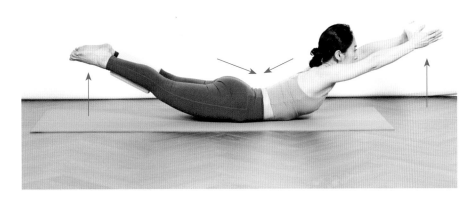

1 숨을 마시며 양손과 양발 모두 바닥에서 들어 올린다.
2 가슴을 바닥에서 떼고, 고개를 들어 앞을 응시한다.
3 5회 호흡한다. 호흡하는 동안 엉덩이와 등 근육을 더욱 수축하여 상체와 하체를 더 높이 들어 올린다.
4 숨을 내쉬며 상체와 양손과 양발을 천천히 바닥에 내려놓는다.
5 양발에는 힘을 풀고 양손은 이마 아래에 둔 후 잠시 호흡한다.

주의 사항 | 활 자세와 마찬가지로 내부 압력을 급격하게 올리는 자세이기 때문에 혈압이 높은 수련자는
무리해서 하지 않아야 한다. 그런 경우 이 자세를 시작할 때 내쉬는 숨에 가볍게 들고 마시면서 자세를
유지한다. 멀리 앞쪽 바닥을 응시한다. 양손으로 블록을 잡고 드는 대신, 손으로 멀리 바닥을 짚고 가슴
과 발만 드는 것으로 대신해도 된다.

팔과 다리를
들기 어렵다면

손을 앞으로 내밀어 들어 올리는 자세는 많은 근력
이 필요하다. 등과 엉덩이 근육이 약화되어 양손을
앞으로 내밀어 들기가 어려운 수련자는 양손을 뒤
로 펴서 블록을 잡고, 발끝을 가볍게 드는 것을 시
도해본다.

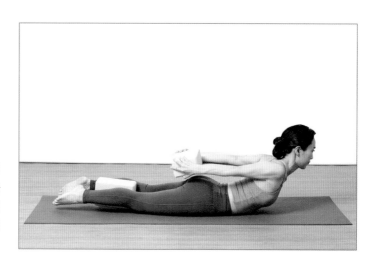

04   아기 자세(발라 아사나)

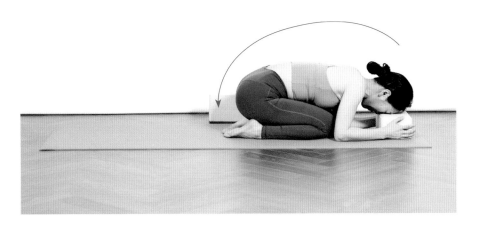

1   양손으로 어깨 옆 바닥을 짚고 엉덩이를 들어 몸을 일으킨다.
2   무릎 꿇어 앉은 자세를 하고 블록 하나를 앞쪽에 둔다.
3   골반을 굽혀 배와 허벅지가 닿도록 웅크리고 이마 아래에 블록을 받친다.
4   양손으로 가볍게 블록을 잡은 채 팔과 어깨에 힘을 뺀다.
5   5회 정도 충분히 호흡한다.

TIP | 메뚜기 자세에서 바짝 수축했던 신체 뒷부분의 근육들을 이완시켜 피로를 줄이고 편안함을 주며,
다소 올라갔을 혈압을 내려주는 효과가 있다.

05   산 자세(타다 아사나)

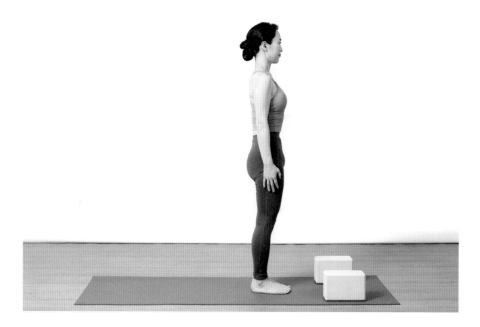

1   양발을 모아 발목 안쪽 복숭아뼈를 서로 붙이고 반듯하게 선다. 양손은 허벅지 옆에 가볍게 붙인다.

2   아랫배를 살짝 수축하고, 엉덩이와 허벅지 근육을 가볍게 조이며 꼬리뼈를 안으로 말듯이 당긴다.

3   양쪽 어깨를 약간 뒤로 당기고, 어깨 끝을 조금 더 아래로 내린다.

4   발바닥에 골고루 체중이 실렸는지 확인한다. 발의 가장자리가 바닥에 닿으며, 아치 부분은 바닥에 닿지 않는다. 발의 가장자리 중에서 엄지발가락과 발뒤꿈치, 새끼발가락 부근의 바닥에 닿는 뼈에 체중이 분산될 때 안정적으로 설 수 있다. 또한 한쪽 발에 체중이 쏠리지 않도록 한다.

5   골반에서부터 발까지 쭉 펴며 마치 나무가 대지를 향해 뿌리내리는 것처럼, 발이 단단하게 바닥에 뿌리를 내린다고 생각한다. 하체가 단단하고 견고한 산처럼 느껴지며 흔들림이 없되, 긴장으로 뻣뻣한 상태는 아닌지 확인한다.

6   정수리가 곧게 위로 향하게 하고, 턱을 살짝 목 쪽으로 당긴다. 고개가 너무 숙여지거나 턱이 치켜 올라가지 않게 한다.

7   몸 전체가 배꼽을 중심으로 위아래로 길게 뻗는 감각에 주의를 두고, 3~5회 호흡한다. 이때는 횡격막 호흡보다는 흉곽 호흡 또는 적극적인 흉식 호흡이 안정적이다.

TIP | 바르게 서는 것이 쉽다고 생각할 수 있지만 실상은 그렇지 않고 몸의 정렬이 맞지 않은 채로 서 있는 경우가 대부분이다. 산 자세를 완벽하게 수련할 때는 측면에서 볼 때 정수리, 귀, 어깨, 고관절, 무릎, 복숭아뼈가 일직선이다. 정면에서 보았을 때 정수리가 똑바로 위를 향해야 하며, 양쪽 귀의 높이, 양쪽 어깨의 높이, 양쪽 골반의 높이, 양쪽 무릎의 높이, 양쪽 복숭아뼈의 높이가 가로로 수평이어야 한다. 그런데 수련자의 체형이 거북목이라면 이미 정수리와 귀가 일직선에서 앞으로 치우쳐 있게 되며, 골반이 후방 경사(뒤로 기운 것)되었다면 등이 굽고 체중이 뒤쪽에 실리게 된다. 측면에서 볼 때 일직선이 아닌 것이다. 또한 정면에서 볼 때 어깨나 가슴, 골반의 높이가 조금씩 다른 경우도 꽤 흔하다. 따라서 산 자세를 완벽하게 만든다는 것은 신체의 모든 뼈와 관절들이 모두 정확한 위치에 있으며 건강한 상태인 것을 의미한다.

<u>06</u>   반달 자세(아르다 찬드라 아사나)

1 블록을 매트 앞쪽에 골반 너비보다 좀 더 넓은
   간격으로 세워 둔다.
2 블록 뒤에 발을 모으고 선다. 정확한 위치는 서
   서 등을 펴고 골반을 굽혔을 때 양손이 블록 위
   에 편안하게 닿는 곳이다.
3 숨을 내쉬며 척추를 곧게 펴고 골반을 굽혀 양
   손으로 각각 블록을 짚는다.
4 등을 펴고 고개를 살짝 들어 멀리 앞쪽 바닥을
   응시한다.

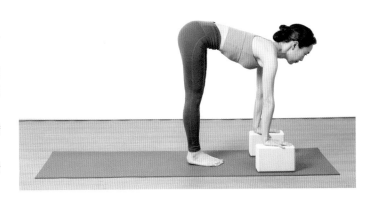

1 숨을 마시며 오른쪽 다리를 뒤로 들어 올려 쭉
   편다. 이때 발을 골반보다 조금 더 높이 들어야
   균형을 잡기 수월하다.
2 오른쪽 발끝이 몸 쪽을 향하게 하고, 발뒤꿈치
   를 힘 있게 뒤로 민다.
3 양팔 역시 곧게 펴며, 손으로 블록을 짚은 상태
   로 상체는 위로 들어 올리는 느낌을 유지한다.

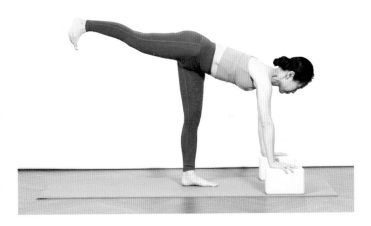

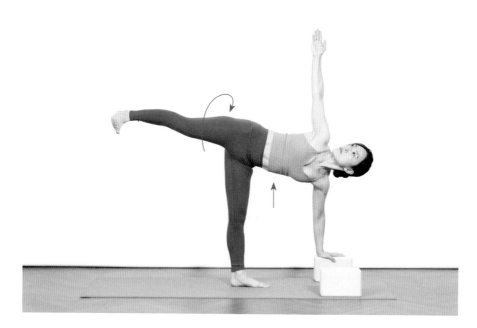

1 천천히 오른손을 천장을 향해 들어 올리며, 동시에 상체와 골반을 오른쪽 방향으로 회전하여 몸 앞면 전체가 정면을 향하게 한다.

2 오른발은 골반에서부터 사선으로 쭉 뻗어주는 느낌으로 민다. 오른손과 왼손이 수직이 되게 하고, 양손을 위아래로 서로 멀리 민다고 생각하며 자세를 유지한다.

3 5회 호흡한다. 자세를 유지하는 동안, 가능한 한 상체를 왼손에 기대지 않고 지속적으로 위를 향해 부양하는 느낌을 갖는다.

4 숨을 내쉬며 오른손을 블록 위에 짚고, 오른발을 왼발 옆에 내려놓는다.

↺ **반대 방향으로 동일하게 실행한다.**

TIP | 이 자세를 할 때 바닥을 짚은 다리 쪽 엉덩이가 뒤로 빠지기 쉽다. 이때 아래쪽 골반을 바닥을 향해 끌어 내리며 위쪽 골반을 뒤로 젖히면 좌우 골반을 위아래로 나란히 두는 데 도움이 된다.

07   서서 전굴 자세(웃타나 아사나)

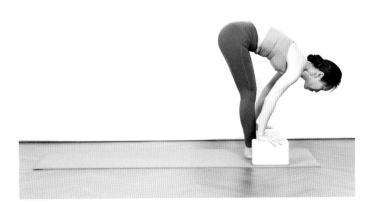

숨을 마시며 앞을 본 후 걸어 들어가 블록 사이에
선다.

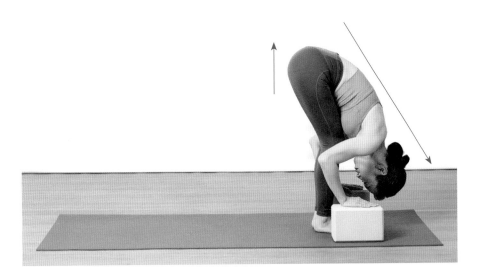

1   숨을 내쉬며 무릎을 약간 굽히고 골반을 깊게 접어 허벅지에 배가 닿도록 상체를 숙인다.
2   양쪽 팔꿈치를 구부리고, 양손으로 블록을 누름과 동시에 앞으로 밀어 힘을 준다.
3   꼬리뼈를 위로 밀며 척추는 바닥을 향해 길게 늘인다. 시선은 발끝을 향한다.
4   이 상태로 자세를 유지한 채 5회 호흡한다.
5   숨을 마시며 고개를 들고 팔을 편 후 손은 그대로 블록 위에 두고 상체를 일으킨다.

주의 사항 | 혈압이 많이 낮은 초보 수련자라면, 이 자세를 하고 몸을 일으킬 때 간혹 어지러움을 느낄
수 있다. 일시적인 것이기 때문에 그 자체로 걱정할 필요는 없다. 대신 완전히 일어설 때 비틀거리지 않
도록 주의할 필요가 있다. 이 시퀀스의 경우 상체를 완전히 일으키지 않지만, 다른 시퀀스에서는 완전히
일어서는 자세로 이어지는 경우가 많다. 그런 경우는 좀 더 천천히 상체를 들어 올리도록 한다.

고급 자세
시도하기

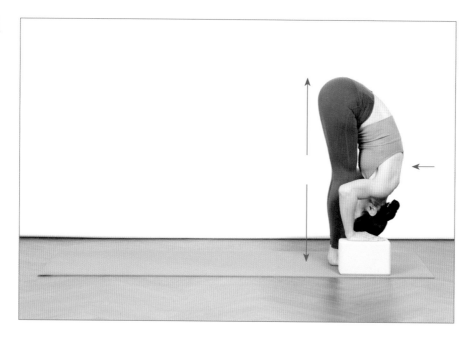

배와 허벅지를 붙인 채로 무릎을 펴는 것이 가능하다면, 숨을 내쉬면서 천천히 무릎을 편다. 무릎 위 허벅지 근육을 수축하며 아랫배를 조이고, 상체를 다리 쪽으로 지그시 민다. 팔꿈치가 바깥으로 벌어지지 않도록 위팔을 다리 가까이 붙이며, 날개뼈를 등 가운데로 모아 허리 방향으로 끌어 올린다. 얼굴을 정강이에 가볍게 붙인다.

08   삼각 자세(웃티타 트리코나 아사나)

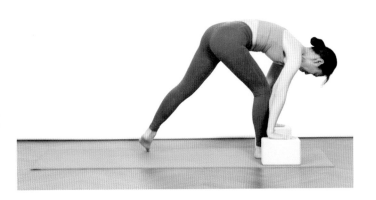

1. 숨을 내쉬며 왼발을 들어 뒤로 보내 왼쪽으로 90도 회전한 후 바닥을 짚는다. 오른발과 왼발 의 간격은 골반 너비의 약 2.5배 정도이다.
2. 왼발이 일자가 되게 하고, 오른발과 왼쪽 발뒤 꿈치가 서로 일직선상에 있도록 맞춘다.

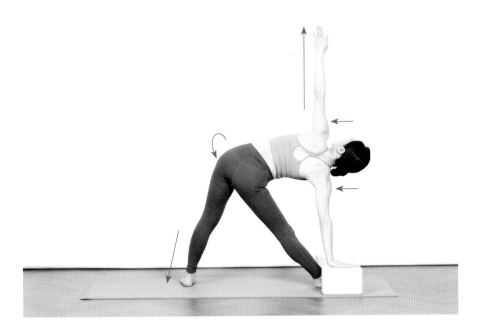

1. 숨을 마시며 왼손을 위로 들어 올리고, 몸도 함께 왼쪽으로 회전한다. 왼쪽 옆구리와 골반 측면이 천 장과 나란히 마주보도록 만든다.
2. 왼쪽 골반을 뒤로 젖히며 오른쪽 골반을 앞으로 밀어, 오른쪽 엉덩이가 뒤로 빠지지 않도록 한다.
3. 오른손으로 블록을 밀되, 오른손에 기대지 않도록 상체를 계속 위로 들어 올리는 느낌을 갖는다.
4. 양손이 바닥과 수직으로 일직선을 이룬다.
5. 5회 호흡하며 자세를 유지한다.
6. 숨을 내쉬면서 왼손을 내려 블록을 짚고, 오른발 앞쪽 바닥을 본다.

주의 사항 | 오른쪽 무릎 안쪽이 지나치게 당긴다면 무리해서 펴지 말고 살짝 구부린다.

09 피라미드 자세(파르스보타나 아사나)

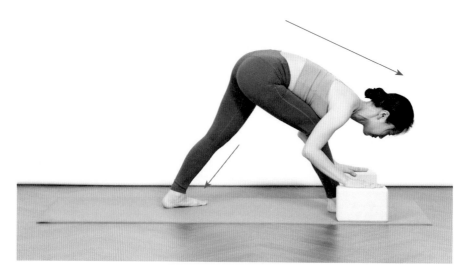

1   숨을 마시며 등을 펴고 앞을 보면서, 왼발은 앞을 향해 45도 회전한다. 왼쪽 골반을 앞으로 당기고,
    오른쪽 골반은 뒤로 밀어서 양쪽 골반 높이를 동일하게 맞춘다.
2   숨을 내쉬며 오른쪽 무릎을 굽힌 상태로 골반을 굽혀 아랫배와 오른쪽 허벅지가 가까워지게 한다.
3   자세를 유지한 채 5회 호흡한다. 조금씩 오른쪽 무릎을 펴려 노력한다.
4   숨을 마시며 팔꿈치를 펴고 상체도 들어 앞을 본다.

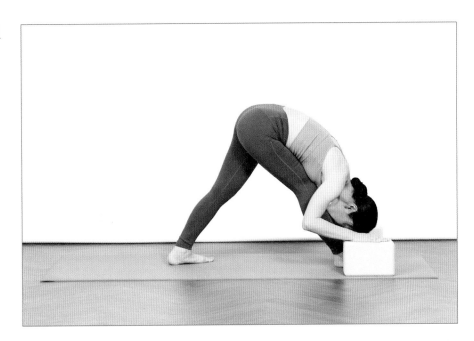

상체와 오른쪽 허벅지를 붙인 상태에서 무릎을 펴는 것이 가능하다면, 숨을 내쉴 때 서서히 오른쪽 무릎을 완전히 편다. 이때 왼쪽 골반이 위로 올라가지 않도록 계속 주의하고, 얼굴을 오른쪽 정강이에 가볍게 댄다.

TIP | 보통은 무릎과 허벅지 뒤가 당겨서 하기 어려운 자세지만, 무릎을 완전히 펼 수 있게 되면 이 자세를 할 때에 의외로 엉덩이 측면이 꽤나 당기는 것을 알게 된다. 이 당김은 걸을 때에 골반이 흔들리지 않도록 잡아주는 측면 엉덩이 근육을 스트레칭하면서 느끼는 것으로, 이 근육의 긴장과 피로를 해소하는 효과가 있다. 피라미드 자세처럼 엉덩이 측면과 다리의 안과 뒤를 동시에 스트레칭할 수 있는 방법은 드물다.

10   비튼 삼각 자세(파리브르타 트리코나 아사나)

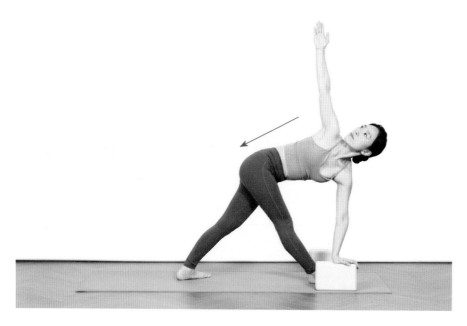

1   왼손으로 오른발 옆에 있는 블록을 짚어 상체가 오른쪽을 향하게 한다.

2   오른손을 위로 들어 올리고, 숨을 내쉬며 상체 앞부분이 오른쪽 벽을 향하도록 비튼다.

3   왼손으로 블록을 밀고 가슴을 편다. 동시에 오른손을 천장과 수직으로 뻗는다. 양쪽 어깨를 허리 쪽으로 보내 귀와 멀어지게 한다.

4   골반이 쏠리기 쉬운 자세로, 이를 막기 위해 오른쪽 골반을 바닥 쪽으로 누름과 동시에 뒤로 밀고, 왼쪽 골반은 반대로 들어 올리며 앞을 향해 민다.

5   5회 호흡하며 자세를 유지한다.

6   숨을 내쉬며 오른손을 내리고 상체 앞부분이 바닥을 향하게 한 뒤 왼손으로 왼쪽 블록을, 오른손으로 오른쪽 블록을 짚는다.

<u>11</u>　아래를 향한 개 자세(아도 무카 스바나 아사나)

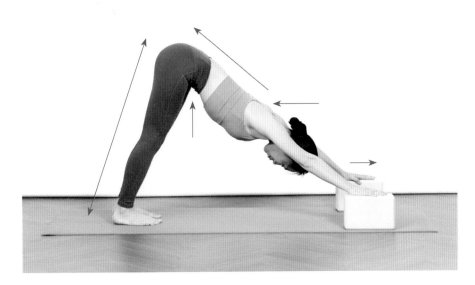

1 양손으로 블록을 짚은 후 양발을 나란히 뒤로 보낸다. 발과 발 사이에 주먹 1~2개가 들어갈 정도의 간격을 둔다.
2 다리 뒤쪽을 일직선으로 펴고 어깨를 부드럽게 낮춘다. 아랫배를 조인다.
3 등의 양쪽 날개뼈를 허리 방향으로 당긴다. 물론 팔을 앞으로 내민 상태이기 때문에 뒤로 당기는 것이 쉽지 않다고 느낄 수도 있다.
4 정수리에서 꼬리뼈까지 척추가 길어진다는 느낌으로 유지한다.
5 어깨와 귀는 최대한 멀어지게 하여 목을 길게 편다.
6 손으로 블록을 앞으로 민다.

　🔄 **반대 방향으로 삼각 자세, 피라미드 자세, 비튼 삼각 자세, 아래를 향한 개 자세(77~81페이지)를 동일하게 연속 실행한다. 이때 마지막에 실행하는 아래를 향한 개 자세에서는 3회 호흡하며 자세를 유지한다.**

주의 사항 | 지나치게 어깨를 바닥으로 누르지 않도록 주의한다.

TIP | 양손 아래에 블록을 받치고 있어 손목과 어깨가 편안하며, 다리 뒤쪽의 당김이 적어 수월하게 할 수 있을 것이다. 최대한 골반을 높이 끌어 올리며 어깨 부위를 부드럽게 뒤로 밀되, 바닥으로 힘을 주어 누르지 않는다.

<u>12</u> 낮은 승마 자세(안자네야 아사나)

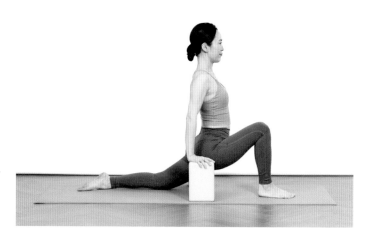

1 숨을 마시며 오른발을 앞으로 내밀어 블록 사이에 짚고, 왼쪽 무릎을 구부려 무릎부터 발등까지 바닥에 댄다.
2 양손으로 블록의 끝을 잡고 뒤로 가져간 후 골반 바깥쪽에 높게 세운다.
3 상체를 세운 후 숨을 내쉬며 양쪽 골반을 바닥 쪽으로 지그시 누른다. 이때 오른발과 무릎이 수직을 이루는지 확인한다.
4 척추를 곧게 펴고 가슴을 연다.

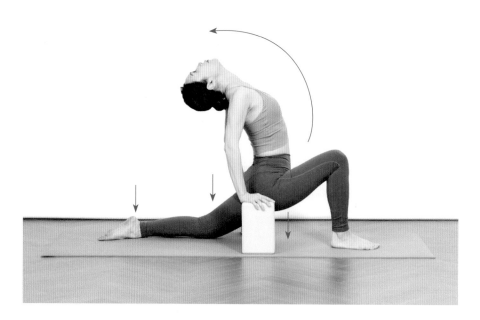

1 숨을 마시며, 가슴뼈를 앞으로 밀면서 상체를 천천히 뒤로 젖힌다. 골반은 바닥으로 더욱 눌러 왼쪽 골반과 허벅지 앞쪽을 깊게 스트레칭한다.
2 어깨를 뒤로 모으고 손으로 블록을 지그시 누른다. 몸에 맞춰 팔꿈치를 약간 구부린다.
3 아랫배를 조이고 고개를 뒤로 젖혀 위를 바라본다.
4 5회 호흡한 후 숨을 마시며 천천히 상체를 세운다.

주의 사항 | 목이 불편하다면 사선 앞쪽을 바라보는 정도로만 고개를 약간 든다. 만약 바닥에 대고 있는 무릎에 통증이 있다면 담요를 접어 무릎 아래에 받쳐 두고 자세를 시작한다.

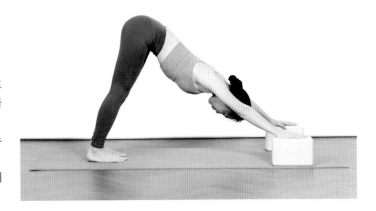

1 블록을 앞으로 가져가 세로로 눕힌 뒤 손으로 짚고, 숨을 내쉬며 양발을 뒤로 보내고 골반을 들어 올려 아래를 향한 개 자세로 연결한다.

2 몸의 뒤쪽을 충분히 늘이며 어깨를 가볍게 누르고 손으로 블록을 민다.

3 허벅지 앞쪽 근육을 조이며 무릎을 펴고 발뒤꿈치를 바닥으로 누른다.

↻ 왼발을 앞으로 가져가 반대 방향으로 낮은 승마 자세를 실행한 다음, 아래를 향한 개 자세를 한다.

<u>13</u>   지팡이 자세(단다 아사나)

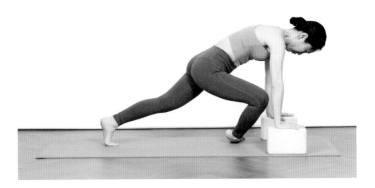

1   숨을 마시며 블록을 짚은 채 오른발을 앞으로
    가져간다.
2   오른쪽 무릎을 옆으로 구부리고 왼쪽 블록 뒤
    에 발의 바깥쪽 날을 댄다.

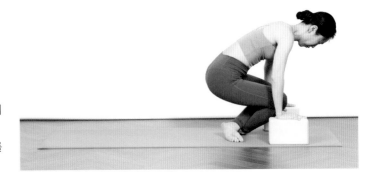

1   왼발을 앞으로 가져가 오른쪽 발목과 교차시
    켜 오른쪽 블록 뒤에 발 바깥쪽 날을 댄다.
2   숨을 내쉬며 양쪽 무릎을 구부리고 엉덩이를
    천천히 바닥으로 내린다.

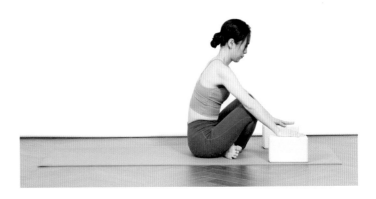

엉덩이를 완전히 바닥에 댄다.

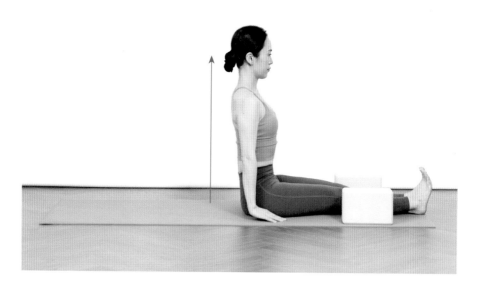

1 양쪽 다리를 완전히 펴고 척추를 최대한 반듯하게 세워 앉는다. 앉은키가 커지는 느낌으로 척추를
   위로 뻗는다.
2 발끝은 몸 쪽으로 당기고 팔을 아래로 뻗어 바닥을 짚는다.

14 누워서 기지개 켜기

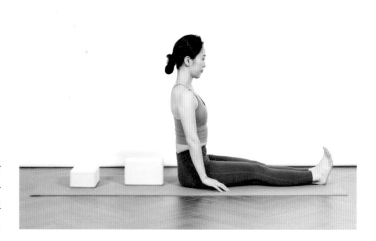

블록 하나를 엉덩이에서 뒤로 약간 떨어뜨려 중간
높이로 세워둔다. 길게 세로로 두며, 등을 대고 누
웠을 때 중앙인 위치에 둔다. 나머지 하나는 뒤로
누웠을 때 머리가 닿을 위치에 가로로 눕혀서 둔다.

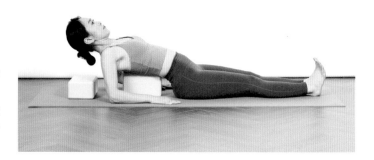

1 양손으로 엉덩이 근처를 짚고, 팔꿈치를 하나
   씩 구부려 뒤로 기대며 천천히 눕는다.
2 엉덩이 뒤에 세워놓은 블록이 등 중앙에 닿는
   지 확인하고, 만일 위치가 약간이라도 빗나가
   있다면 정확하게 위치를 맞춘다.

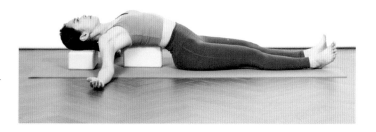

1 머리를 눕혀놓은 블록 위에 얹는다.
2 양팔로 바닥을 쓸 듯 원을 그리며 펼쳐 어깨와
   일직선상에 둔다.
3 편안하게 3회 호흡한다.

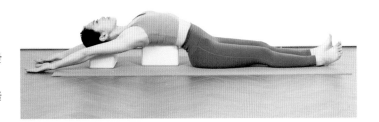

1 숨을 마시며 양팔을 위로 펴고, 만세 자세를 한
  다.
2 몸의 앞부분이 확장되는 느낌에 주의를 기울
  이며 3회 호흡한다.

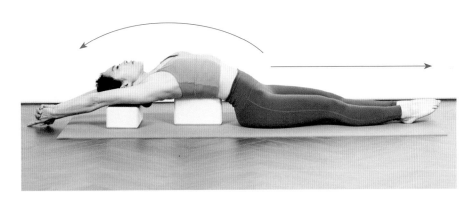

1 숨을 마시며 손을 모아 양손으로 깍지를 끼고 집게손가락만 세운다(이를 '권총 깍지'라 부르기도 한다).
2 집게손가락으로 정수리가 향하는 벽을 민다고 생각하며 팔을 길게 늘인다. 이때 양발을 모아 발끝으
  로 반대편 벽을 민다고 생각하며 쭉 뻗어준다.
3 5회 호흡하며 자세를 유지하고 몸의 느낌을 지켜보도록 한다.
4 숨을 내쉬며 깍지를 풀고, 다리와 발에 준 힘을 풀어준다.

TIP | 어깨가 많이 굳어서 깍지를 꼈을 때 손이 바닥에서 뜬다면 만세 자세로 대체해도 좋다.

15 물고기 자세(마츠야 아사나)

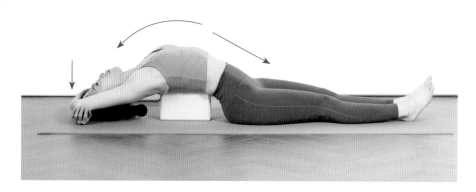

1 머리를 받치고 있던 블록을 빼 머리가 바닥에 닿게 한다.

2 양손으로 각각 반대편 팔꿈치를 잡는다.

3 팔꿈치를 바닥으로 누르며 날개뼈를 허리 방향으로 당긴다.

4 발과 다리는 가볍게 모은다.

5 5회 호흡하며 자세를 유지한다.

6 편안히 내쉬며 팔을 풀고 좌우로 원을 그리듯 바닥을 쓸며 몸 옆으로 내린다.

TIP | 목이 펴지는 느낌, 가슴이 앞과 옆으로 확장되는 느낌, 윗배에서 골반 앞부분까지 표면이 길게 늘어나는 느낌, 아랫배와 고관절 안쪽이 당기는 느낌 등에 주의를 기울인다. 블록에 닿은 등의 감각에도 주의를 보낸다. 개운한 느낌, 누르는 듯한 뻐근함, 불편한 느낌 등 수련자의 신체 상태에 따라 다를 수 있다. 앉아서 생활하는 시간이 많은 사람일수록 이 자세가 척추의 건강과 활력에 도움이 된다.

자세를 풀 때

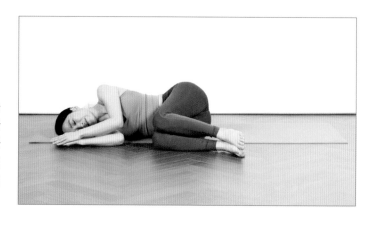

블록을 받친 물고기 자세를 충분히 수련한 뒤에는 몸을 바로 일으켜 세우는 것보다 무릎을 구부린 다음 옆으로 굴러서 내려가는 것이 좋다. 등이 뻐근하다면 옆으로 누운 자세로 잠시 호흡한다. 뒤로 젖히면서 늘어났던 몸의 앞쪽 근육과 수축했던 몸의 뒤쪽 근육들에 생긴 피로감이 해소된다.

16 다리 자세(칸다라 아사나)

1 등을 바닥에 대고 누워서 다리를 구부리고 무릎 사이에 블록을 세로로 끼운다. 발을 엉덩이 쪽으로 당겨 골반 너비로 벌려 바닥을 짚는다.
2 양팔을 펴고 몸 옆에 붙이고, 손바닥으로 바닥을 짚는다.
3 어깨와 귀가 멀어지도록 손을 발 가까이로 끌어 내린다.

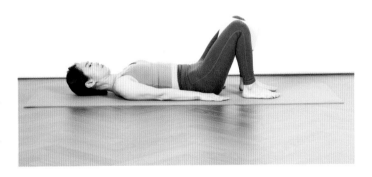

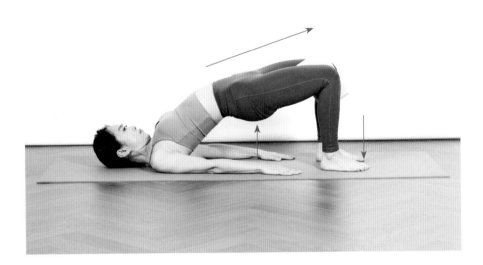

1 숨을 마시며 손과 발로 바닥을 밀고, 골반을 높이 들어 올린다.
2 양쪽 무릎으로 블록을 꾹 누르며 엉덩이 근육을 수축한다.
3 어깨를 더 뒤로 젖히며 팔 전체로 바닥을 밀어내고, 아랫배를 조인다. 골반에서부터 무릎까지 길어지게 한다고 생각하며, 무릎을 멀리 민다.
4 자세를 유지한 채 5회 호흡한다. 숨을 내쉴 때마다 무릎 사이의 블록을 누른다.
5 날숨에 천천히 등과 엉덩이를 바닥에 내려놓는다. 가능한 한 등 윗부분에서부터 엉덩이까지 등뼈를 한 마디씩 내려놓는 기분으로 풀어준다. 2회 더 실행한다.

<u>17</u> 악어 자세(자타라 파리브르타 아사나 변형)

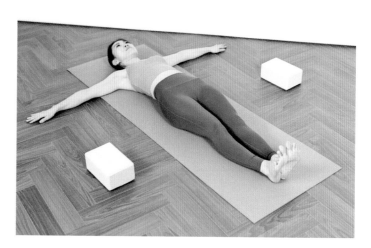

1 반듯하게 눕고, 블록을 허벅지와 일직선상에 멀리 놓는다. 다리가 뻣뻣하다면 블록을 골반보다 더 무릎 가까운 방향에 놓는다.
2 무릎을 편 상태에서 다리를 모으고 발끝을 몸쪽으로 당긴다. 이때 몸이 일직선인지 확인한다.
3 양팔을 좌우로 펼쳐 어깨와 일직선에 둔다.

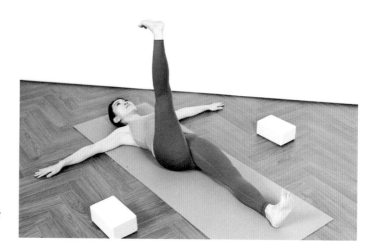

1 숨을 마시며 오른발을 위로 들어 올린다.
2 무릎 위 허벅지 근육을 조여 가급적 무릎이 굽혀지지 않도록 한다.

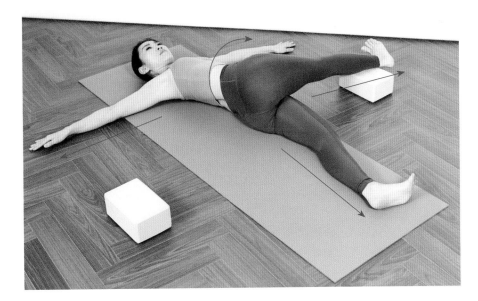

1 숨을 내쉬며 오른발을 왼쪽으로 넘겨, 몸의 왼쪽에 놓아둔 블록 위에 얹는다. 골반 측면을 바닥과 수직으로 세우며 허리를 비튼다.

2 오른쪽 어깨가 뜨지 않도록 오른팔을 옆으로 길게 늘인다. 가슴이 천장과 마주보게 하려고 하며 등 윗부분을 비튼다.

3 배꼽이 허리 쪽에 붙게 한다는 느낌으로 아랫배를 조인다. 날숨에 특히 조이도록 한다.

4 오른쪽 허벅지를 조여 무릎을 최대한 펴고, 오른쪽 발끝을 몸 쪽으로 당겨 엉덩이에서부터 오른쪽 종아리와 아킬레스건을 지나 발바닥까지 길어지는 감각에 주의를 기울인다.

5 자세를 유지한 채 5회 호흡한다.

6 숨을 마시며 오른발을 위로 들어 올린 후, 내쉬며 천천히 바닥에 내려놓는다.

7 비틀기를 하며 약간 옆으로 쏠린 골반을 살짝 들어 중앙에 반듯하게 놓는다.

  ↻ **반대쪽 다리를 들어 자세를 동일하게 실행한다.**

**고급 자세
시도하기**

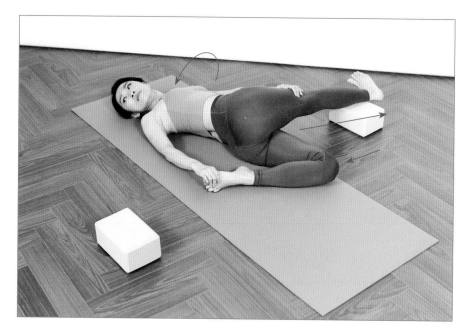

왼손으로 오른쪽 다리를 잡고 왼쪽 무릎을 구부려 오른손으로 왼발을 잡는다. 왼발이 바닥에 닿도록 지
그시 누르며, 왼쪽 무릎을 조금 더 뒤로 보낸다. 상체를 더 오른쪽으로 비틀어 오른쪽 어깨를 바닥에 누
르고 고개를 오른쪽으로 돌린다. 가능한 한 왼쪽 무릎을 더 뒤로 보내려 노력한다.

18 송장 자세(사바 아사나)

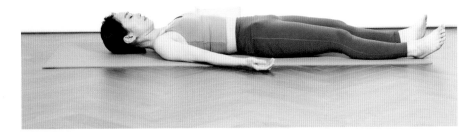

1 양발을 골반 너비 혹은 편안하다고 느껴지는 간격으로 벌리고 힘을 뺀다. 온전히 긴장을 풀면 발이 바깥으로 기울어지는 것이 정상이다.

2 양손 역시 골반에서 적당한 간격으로 떨어뜨려 놓은 다음, 긴장을 푼다. 보통 손바닥이 위를 향한 것이 어깨의 긴장을 편하게 푼 상태이지만, 손바닥이 바닥을 향해 있는 것이 편안하다면 그렇게 해도 무방하다.

3 고개를 좌우로 천천히 움직여서 목을 편안하게 한다. 턱과 이마 등 얼굴 근육의 긴장을 풀고 편안히 눈을 감는다.

4 필요하다면 골반을 한 번 들었다가 털썩 내려놓는다. 등과 어깨도 같은 방법으로 실행한다.

5 이제 호흡을 조절하기 위해 애쓰지 않는다. 일부러 숨을 마시거나 내쉬지 않고 저절로 이뤄지도록 내버려둔다. 송장 자세를 하는 동안 호흡에 개입하지 말고, 그저 자연스럽게 몸에서 일어나는 호흡을 느껴본다.

TIP | 누웠을 때 허리가 불편하다면 담요를 말아 무릎 아래에 받치면 훨씬 편안하다(199페이지 송장 자세 참조).

3
벨트 요가
Belt Yoga

벨트 요가
QR코드

요가를 할 때 사용하는 벨트(혹은 스트랩)는 가볍고 부피가 작아 휴대하기 편리하고 쓰임새가 많은 도구이다. 길이는 2m 내외이고 소재는 주로 면이며 한쪽에 버클이 달려 있어 고리 형태로 만들어 사용하기도 한다. 벨트의 활용법은 크게 두 가지로 나눌 수 있다. 하나는 손을 대체하는 용도이고, 다른 하나는 신체 부위간 간격을 일정하게 고정하는 용도이다.

전자의 경우 앞으로 몸을 숙이거나 뒤로 젖힐 때 혹은 옆으로 기울일 때 등 다양한 자세를 취한 상태에서 손으로 발을 잡는 거의 모든 요가 자세에서 두루 활용이 가능하다.

후자의 경우도 많이 사용된다. 다음 사진과 같이, 활 자세를 할 때 벨트가 무릎 사이의 간격을 잡아주어 수련자가 일정 이상 다리 간격을 넓히지 못하게 막아준다는 것을 알 수 있다. 몸의 앞부분이 경직되어 있거나, 다리를 모으는 근육이 약한 수련자는 활 자세를 할 때 다리를 지나치게 옆으로 벌어지게 하는 경향이 있다. 그렇게 되면 활 자세를 통한 몸의 앞부분 스트레칭과 신체 중심부로 힘을 모아주는 단련 효과가 떨어진다. 벨트의 활용은 이를 방지하는 한편 신체 중심부로 힘을 모으기 수월하게 하여, 활 자세를 할 때 수련자가 자신의 몸을 어떻게 움직이고 어디에 힘을 주어야 할지를 빨리 깨닫게 돕는다.

벨트는 특히 어깨가 굽어 있는 수련자에게 도움이 많이 될 수 있으며, 손으로 발을 잡고 골반을 앞으로 굽히는 자세에서 상당히 요긴하다. 그러나 벨트가 몸이 뻣뻣한 수련자에게만 필요한 것은 아니다. 숙련자라도 특정 관절이 굳어 있을 수 있기에 벨트를 활용하여 도움을 얻을 수 있다. 또한 벨트로 고리를 만들어 신체 부위 간격을 일정하게 고정한 자세를 하면, 자세를 더욱 정교하게 맞추며 집중도를 높이는 효과가 있다. 뒤로 젖히는 자세에서의 벨트는 숙련자에게 더 많이 필요할 수 있다.

벨트 요가 시퀀스와 자세

/

여기서는 벨트를 이용하여 효과적으로 굽은 어깨를 펴주는 자세들 및 전신을 충분히 스트레칭하는 자세들을 소개한다. 이 시퀀스에 나오는 벨트를 사용해 굽은 어깨를 활짝 펴주는 자세들은 꽤 효과가 강력하다. 이어지는 벨트를 이용한 전신 스트레칭의 자세들은 손을 대신하는 것과 신체 부위의 간격을 일정하게 유지하게 하여 자세를 깊게 하도록 돕는다. 벨트를 활용하기 때문에 깊은 스트레칭 자세에서 쉽사리 일어나는 어깨의 긴장을 줄여 편안히 몸에 집중할 수 있을 것이다.

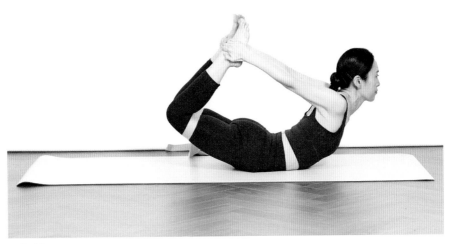

▲ 활 자세

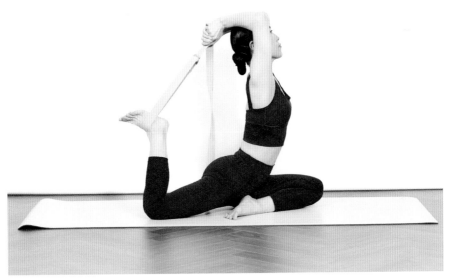

▲ 뒤로 젖히는 자세

전신을 시원하게 펴는 벨트 요가 시퀀스: 12분

1. 편안히 앉은 자세

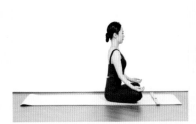

2. 어깨 열기

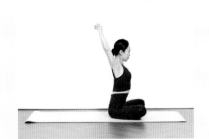

3. 좌우 어깨 열기

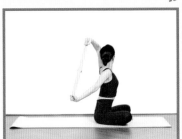

6. 앉은 전굴 자세

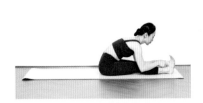

7. 묶은 반연꽃 전굴 자세   8. 묶은 연꽃 자세-비틀기

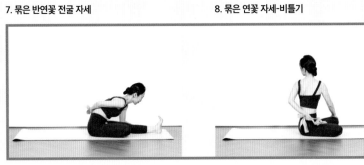

12. 나비·물고기 자세

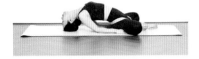

13. 송장 자세

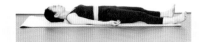

4. 팔 구부려 어깨 열기

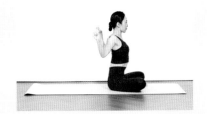

5. 소·고양이 자세

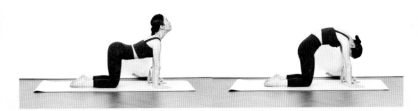

9. 묶은 연꽃 자세-측면 늘이기 ↻

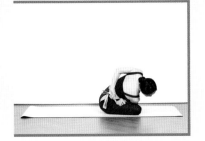

10. 반박쥐 자세-측면 늘이기 ↻

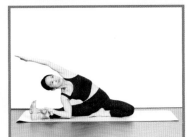

11. 누운 나비 자세

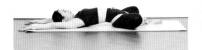

<u>01</u>   편안히 앉은 자세(수카 아사나)

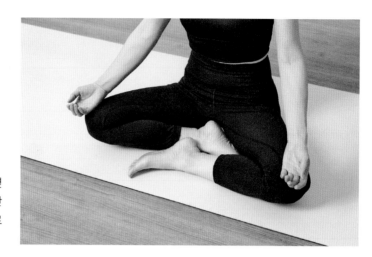

벨트를 어깨너비의 1.5배 내외의 길이로 접어서 옆에 둔다. 양쪽 다리를 구부려 오른쪽 발뒤꿈치가 안쪽에, 오른쪽 발목에 왼쪽 발뒤꿈치가 닿게 앞뒤로 포개어 앉는다. 반대로 바꾸어 앉아도 무방하다.

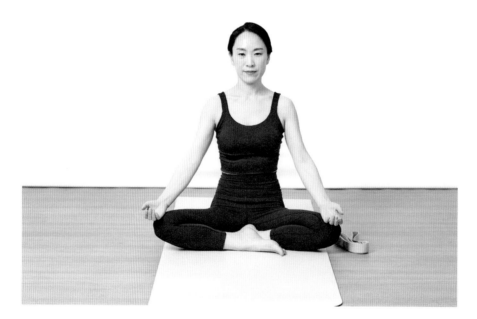

1   척추를 반듯하게 펴고, 양손을 무릎 위에 가볍게 얹은 후 호흡한다.

2   잠시 호흡하면서 들어오고 나가는 호흡을 지켜본다. 호흡이 들어오고 나갈 때 몸의 어느 부위가 움직이는지, 긴장되는 부위가 느껴지는지, 마시는 숨이 긴지 아니면 내쉬는 숨이 긴지, 갑자기 한숨을 쉬고 싶어지지는 않는지, 순간순간 잡념이 드는지, 잡념이 든다면 어떤 생각이 드는지를 바라본다. 마치 제삼자가 한 발 뒤에서 관찰하는 것처럼 어떠한 판단을 내리지 않고 그저 무심하게 바라본다.

TIP | 만일 특정한 쪽의 발을 안으로 놓았을 때 불편함이 있다면, 불균형 해소를 위해 일부러 불편한 쪽으로 앉는 것도 좋다.
무릎이 많이 뜨거나 불편하다면 엉덩이 아래에 담요나 방석을 댄다(29페이지 참조).

02 어깨 열기(파르바타 아사나)

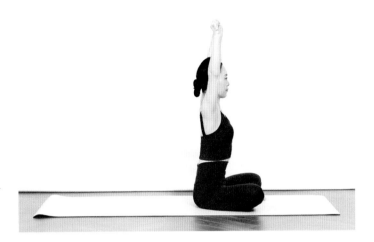

1 양손으로 각각 벨트의 끝을 잡는다. 이때 손바
  닥이 바닥을 보는 방향으로 잡는다.
2 숨을 마시며 양손을 머리 위로 들어 올린다.

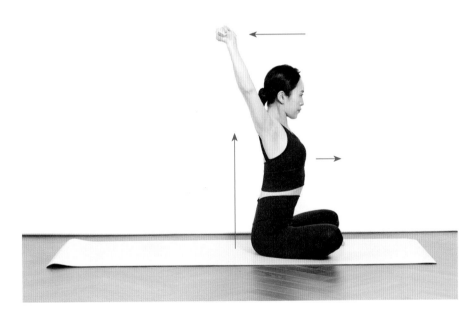

1 가슴 중앙을 활짝 연다고 생각하며 가슴뼈를 앞으로 밀고, 양손을 최대한 뒤로 당긴다.
2 어깨가 귀 옆으로 올라가지 않도록, 날개뼈를 뒤로 조여 허리 쪽으로 끌어 내린다. 배 근육을 단단히
  수축하여 척추가 지나치게 뒤로 젖혀지지 않도록 한다.
3 숨을 내쉬며 양손을 머리 위로 가져갔다가 숨을 마시며 뒤로 젖힌다. 이 과정을 총 5회 실행한다.
4 숨을 내쉬며 양손을 무릎 위에 내려놓는다.

03 좌우 어깨 열기(파르바타 아사나 변형)

1 벨트 간격을 좀 더 넓게 잡는다.
2 숨을 마시며 양손을 머리 위로 들어 올린다.
3 숨을 내쉬며 오른팔을 오른쪽 아래로 끌어 내린다. 왼팔은 계속 위로 든 채 팔꿈치가 자연스럽게 구부러지도록 둔다.
4 이 상태에서 오른손을 최대한 멀리 뒤로 뻗는다. 동시에 가슴을 살짝 앞으로 밀고 아랫배를 조이며, 척추는 계속 위를 향해 길어진다고 생각하며 편다.

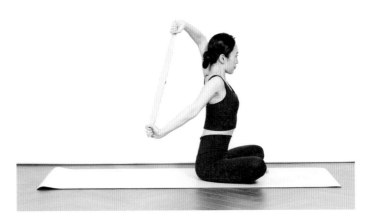

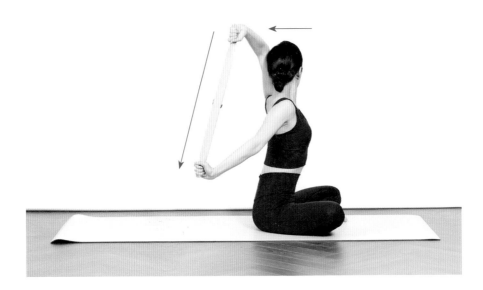

1 숨을 내쉬며 고개를 왼쪽으로 돌린다.
2 왼팔을 머리로 지그시 누르며, 왼쪽 팔꿈치를 조금 더 뒤로 젖혀서 어깨를 연다.
3 자세를 유지한 상태에서 5회 호흡한다.
4 숨을 마시며 고개를 돌려 앞을 향한 후 양손을 머리 위로 들어 올린다.
5 숨을 내쉬며 양손을 무릎 위에 내려놓는다.

↺ **반대 방향으로 동일하게 실행한다.**

04 팔 구부려 어깨 열기(파르바타 아사나 변형)

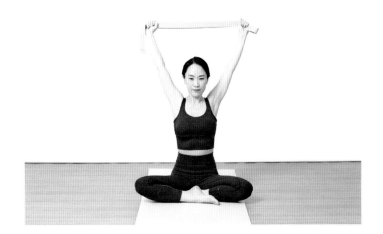

숨을 마시며 양손을 머리 위로 든다.

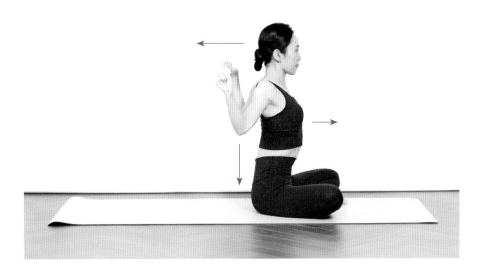

1 숨을 내쉬며 양쪽 팔꿈치를 아래로 구부리고, 양손을 최대한 머리에서 멀리 떨어지도록 뒤로 당긴다.
2 양손을 아래쪽으로 더욱 끌어 내린다. 이때 날개뼈가 서로 가까워지면서 날개뼈 아래쪽 끝부분 주변의 근육들이 강하게 수축하는 느낌에 주의를 기울인다.
3 숨을 마시며 팔꿈치를 펴 양손을 머리 위로 들어 올렸다가 숨을 내쉬며 팔을 구부려 가슴 열기를 총 5회 실행한다.
4 숨을 마시면서 팔의 힘을 풀고 천천히 들어 올린다.
5 숨을 내쉬며 양손을 앞으로 내려 벨트는 내려놓고 양손은 무릎 위에 둔다.
6 잠시 편안히 호흡하며 어깨와 등에 남아 있는 자극을 바라본다.

TIP | 벨트 없이 양손을 깍지 껴서 하는 방식도 있다. 하지만 벨트를 활용하면 지렛대 원리로 힘을 조금 들여서 어깨와 팔을 더 많이 뒤로 젖히는 이점이 생긴다. 따라서 어깨가 많이 굳어 있는 수련자라면 벨트를 사용하여 어깨 열기 자세들을 하는 것이 훨씬 수월하고 빠른 효과를 얻는다. 벨트 대신 집에 있는 수건을 이용해도 좋다. 오래 앉아서 일을 하는 이들에게 매우 유용한 자세들이다.

05   소·고양이 자세(마르자리 아사나)   * 소·고양이 자세는 두 가지 자세를 연속해서 여러 번 반복한다.

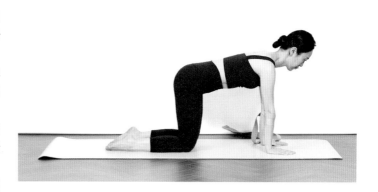

1 벨트의 버클을 이용해 어깨너비 간격으로 고리를 만든 후 양쪽 팔꿈치 바로 아래에 벨트를 채운다.
2 양손을 바닥에 짚고, 무릎을 뒤로 보내 무릎에서 발끝까지 바닥에 붙여 탁자 자세(바르바나 아사나)를 만든다.
3 양손을 어깨에서 수직, 무릎을 골반에서 수직으로 맞춘다. 척추는 젖히거나 웅크림 없이 평평하게 둔다. 이를 '척추의 중립'이라고 표현한다.
4 벨트가 팽팽하도록 양팔을 바깥쪽으로 밀며 양팔 바깥쪽 근육과 날개뼈 끝에 힘이 들어가는지 확인한다.
5 손가락을 가볍게 펼쳐 짚는다. 손목의 주름이 가로로 일자가 되게 하여 손목이 틀어지지 않게 한다.
6 발목이 바닥에서 뜨지 않도록 발목과 발등을 펴 지그시 바닥을 누른다.

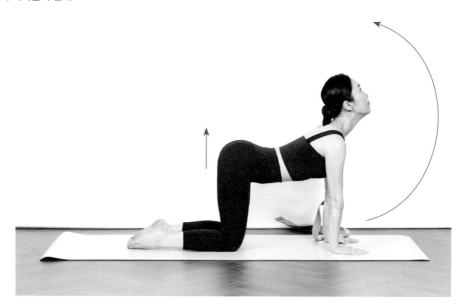

1 숨을 마시며 등을 뒤로 젖히고 꼬리뼈를 들어 올린다.
2 머리 뒤통수가 꼬리뼈에 가까워진다는 느낌으로 고개를 뒤로 젖히며 시선은 위를 향한다.
3 어깨는 바닥을 향해 쭉 끌어 내리며, 귀에서 멀어지게 한다.
4 가슴뼈를 앞으로 내밀고 양손으로는 바닥을 강하게 밀어 팔을 길게 늘인다.
5 발등으로 바닥을 누르며 아랫배에 힘을 준다.
6 등 전체의 근육이 서로 수축하는 감각을 느끼며 허리에 통증이 일어나지 않는지 체크한다. 등이 뒤가 두루마리처럼 말린다고 생각하면서 자세를 한다.

주의 사항 | 억지로 허리를 아래로 끌어 내리지 말고, 목은 불편하지 않을 정도로만 든다. 어깨가 굽고 거북목이라면 고개를 들기가 매우 불편할 것이다. 그런 경우 시선이 약간 위를 향하는 정도로만 한다.

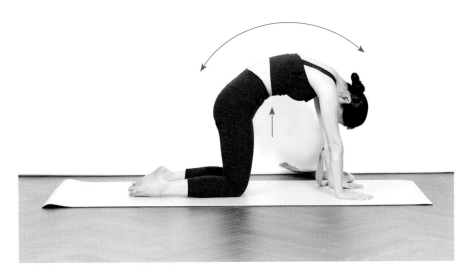

1 숨을 내쉬며 등을 최대한 둥글게 말아 들어 올리며, 치골을 앞으로 당기고 엉덩이 근육 및 회음을 수축한다.

2 양팔 사이로 고개를 숙여 시선은 배꼽을 향한다.

3 아랫배를 수축하고 손바닥과 발등으로 바닥을 민다.

4 숨을 마시며 다시 등을 젖히고 고개를 들었다가(소 자세), 숨을 내쉬며 등을 둥글게 말기(고양이 자세)를 5~10회 반복한다.

5 숨을 마시며 척추를 중립으로 가져오는 것으로 자세를 마무리한다.

TIP | 벨트를 바깥으로 미는 힘으로 등을 수축 및 이완하고 몸의 앞뒷면을 효율적으로 펴는 자세이다. 벨트를 바깥으로 밀면서 몸의 어느 부분을 자극하는지 주시한다. 소·고양이 자세는 들숨에 가슴을 젖히고, 날숨에 등을 웅크려 동작을 빠르게 전환하여 반복한다. 정지 상태를 유지하는 것이 많은 요가 수련에서 이런 형태의 자세는 드문 편이다. 이 자세의 동적 특성 덕에 척추의 분절 운동(척추의 각 관절 하나하나가 움직이게 만드는 것)을 도우므로, 척추 건강에 매우 이롭고 누구나 손쉽게 할 수 있다. 오래 앉아 있으며 등과 어깨, 목이 굳고 뻐근하거나 척추 건강이 좋지 않다면 자주 할 것을 권한다.

06   앉은 전굴 자세(파스치모타나 아사나)

1 다리를 곧게 펴고 척추를 반듯하게 세워서 앉는다.

2 무릎과 양발을 서로 붙이고, 발끝을 당긴다.

3 양쪽 어깨를 바닥으로 끌어 내리며, 양팔도 곧게 펴 손바닥으로 골반 옆 바닥을 짚는다. 손이 쉽게 바닥에 닿는 체형이라면, 손을 조금 뒤로 짚고 팔꿈치를 구부려 어깨를 바닥으로 당긴다.

TIP | 이 자세 자체는 지팡이 자세로, 앉아서 하는 많은 자세들의 시작점이 되는 자세이다.

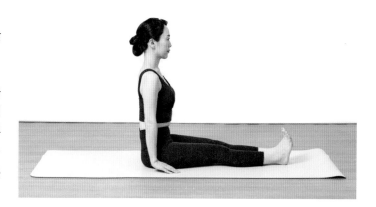

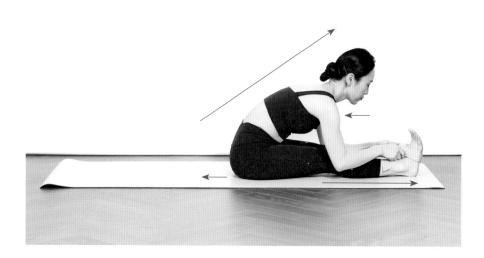

1 양발에 벨트를 걸고 양손으로 각각 벨트를 잡는다.

2 숨을 마시며 척추를 길게 펴고, 숨을 내쉬며 골반을 굽힌다.

3 팔꿈치를 구부려 벨트를 당긴다. 어깨가 둥글게 말리거나 귀 옆에 올라붙지 않도록, 어깨는 바닥 향해 내리고 날개뼈를 뒤로 모은다.

4 꼬리뼈를 뒤로 밀고 무릎 위의 허벅지 근육을 수축하여 무릎을 곧게 편다. 발끝을 몸 쪽으로 당겨 엉덩이에서부터 아킬레스건을 지나 발바닥까지 몸의 뒤쪽을 길게 늘인다.

5 자세를 유지한 상태로 5회 호흡한다.

6 숨을 마시며 팔꿈치를 펴고 천천히 상체를 일으킨다.

주의 사항 | 몸이 뻣뻣한 초보자일수록 이 자세를 할 때 자신도 모르게 어깨에 힘을 주어 올리는 경우가 많다. 또한 무의식 중에 숨을 참기도 하는데, 요가 수련 시 숨을 참으면 신체에 젖산이 많이 쌓여 빨리 피로해지고 근육 뭉침이 심화된다. 자세가 너무 어렵게 느껴지거나 어깨에 힘이 들어가고 있다면, 상체를 좀 더 일으켜 호흡이 원활한 정도로만 자세를 한다. 내쉬는 숨이 몸의 뒤쪽을 부드럽게 쓸어준다 생각하며 기다린다. 결코 조급하게 자세를 완성하려 하지 않는다.

앉은 전굴 자세를 비롯한 몸을 앞으로 굽히는 자세는 척추기립근을 이완시킨다. 염좌 등 급성 요통이 있는 경우, 충분히 나을 때까지 이러한 자세는 시도하지 말고 휴식을 취해야 한다. 허리근이 이완되어 만성 요통이 있는 사람은 등과 허리를 튼튼히 하는 자세를 반드시 함께 수련해야 한다.

**고급 자세
시도하기**

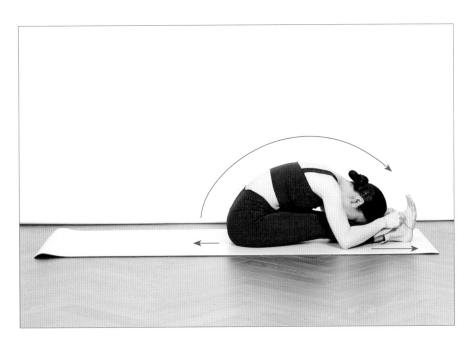

앞의 자세를 수월하게 할 수 있다면, 천천히 골반을 더욱 깊게 굽혀 아랫배, 윗배, 가슴의 순으로 허벅지에 붙인다. 손이 발에 닿는다면 벨트를 놓고 직접 발을 잡아도 좋다. 자세를 유지하는 동안 어깨에 힘이 들어가는지, 혹은 숨을 참고 있지 않은지 계속 살핀다.

TIP | 앉은 전굴 자세는 어느 정도 숙달이 되면, 의식이 뒤로 물러나 스스로를 관찰하기 매우 좋은 자세이다. 신체적 스트레칭 효과도 크지만, 생각이 많고 부산한 마음을 내면으로 향하게 하는 작용도 강하기 때문에 명상 효과가 있다. 숙달된 수련자라면 이 자세를 취한 뒤 눈을 감고 몸 뒤쪽으로 느껴지는 감각을 그저 바라본다. 혹시 자세를 풀기가 싫을 정도로 편안하다면 충분히 머무른다. 그 후 아주 천천히 몸을 풀어준다.

<u>07</u> 묶은 반연꽃 전굴 자세(아르다 밧다 파드마 파스치모타나 아사나)

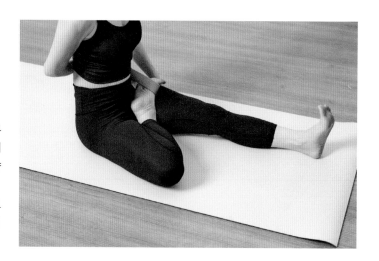

1 양쪽 다리를 펴고 앉은 후 오른쪽 무릎을 구부려 오른쪽 발을 왼쪽 허벅지 위에 얹는다. 이때 발등이 허벅지에 닿고 발바닥이 천장을 향한다.
2 오른발에 벨트를 걸치고, 벨트의 양쪽 끝을 모아 왼쪽 허리 옆으로 뺀 다음, 오른손을 등 뒤로 돌려 벨트를 잡는다.

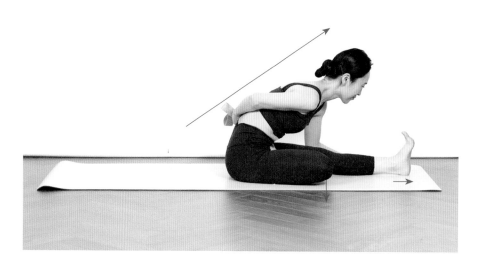

1 숨을 마시며 왼손으로 왼쪽 다리 옆 바닥을 짚고 가슴을 들어 올린다. 몸이 왼쪽으로 기울지 않도록 중심을 잡는다.
2 숨을 내쉬며 골반을 굽힌다. 가능하다면 왼쪽 어깨가 올라가지 않도록 주의하면서 왼손을 더 멀리 앞으로 보내 발목 또는 발 옆의 바닥을 짚는다.
3 시선은 왼발을 향하고, 계속해서 척추를 앞쪽으로 뻗는다. 동시에 오른쪽 발등을 펴면서 오른쪽 무릎을 바닥으로 낮춘다.
4 오른쪽 어깨를 가능한 한 뒤로 젖혀 열고, 왼쪽 발끝을 몸 쪽으로 당긴다.
5 5회 호흡하면서 여기저기 당기는 감각들에 집중한다.
6 숨을 마시며 상체를 일으킨 후 다리는 그대로 두고 벨트만 풀어준다.

주의 사항 | 무릎 관절염 등으로 이 자세를 하기가 어려운 경우에는 오른발을 허벅지 위에 얹지 않고 그냥 바닥에 내려놓고 수련한다.

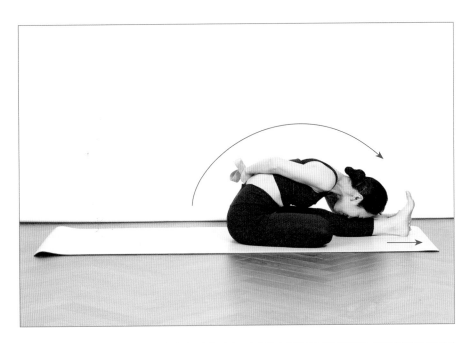

가능하다면 골반을 더 깊게 굽혀 아랫배, 윗배, 가슴, 머리의 순으로 다리와 맞댄다. 왼쪽 발끝을 당기며 발뒤꿈치를 밀어내 다리 뒤쪽을 더욱 깊게 스트레칭하고, 오른쪽 어깨를 최대한 뒤로 젖힌다. 벨트를 잡은 오른손을 조금씩 움직여 최대한 발 가까이 잡는다. 만일 발을 직접 잡는 것이 가능하다면 발을 잡는다. 왼손을 앞으로 더 내밀어 왼발을 잡는다.

<u>08</u>   묶은 연꽃 자세-비틀기(밧다 파드마 아사나 변형)

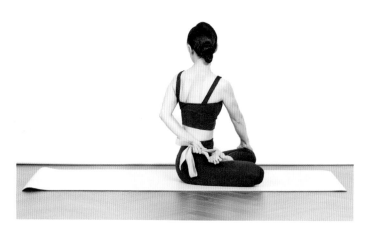

1 오른발을 왼쪽 허벅지에 올린 상태에서 왼쪽 무릎을 구부려 왼발을 오른쪽 허벅지에 얹는다.
2 벨트를 왼발에 걸고, 왼손을 등 뒤로 보내 벨트를 잡는다.
3 숨을 마시며 척추를 곧게 펴고, 오른손으로 왼쪽 무릎을 잡는다.

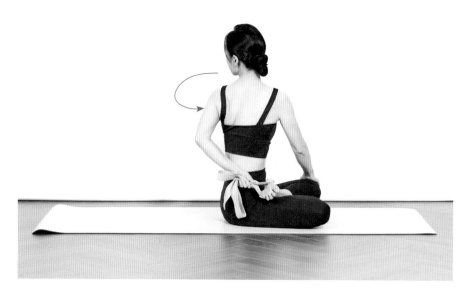

1 숨을 내쉬면서 상체를 왼쪽으로 비튼다.
2 오른손으로 왼쪽 무릎을 지그시 당기면서 왼쪽 어깨를 활짝 뒤로 젖힌다. 이때 어깨가 귀에서 멀어지도록 끌어 내린다.
3 고개를 왼쪽으로 돌려 시선이 뒤쪽을 향하게 한다.
4 숨을 마실 때는 척추를 위로 늘이며 몸통을 확장하고 내쉴 때 서서히 더 비틀며 아랫배를 조인다.
5 5회 호흡한다.

주의 사항 | 무릎 관절염이나 발목 부상 등으로 발을 반대쪽 허벅지에 얹는 것이 통증을 일으킨다면, 그냥 양쪽 발을 바닥에 놓은 편안한 자세를 취한 후 바닥에 있는 발에 벨트를 걸치고 한다. 무릎 또는 발목에 문제가 있는 수련자는 밧다 파드마 아사나 종류에 이와 같은 방식으로 하면 된다.

09   묶은 연꽃 자세-측면 늘이기(밧다 파드마 아사나 변형)

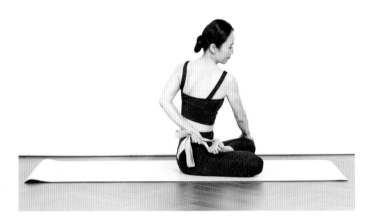

양손은 그대로 두고, 숨을 마시며 고개를 돌려 오른쪽 어깨 너머 바닥을 본다.

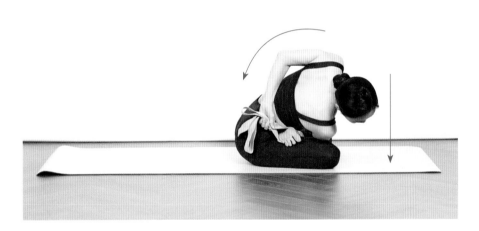

1   숨을 내쉬며 상체를 오른쪽으로 기울여 오른쪽 어깨가 오른쪽 무릎에 가까워지도록 내려간다.
2   오른손으로 왼쪽 무릎을 잡고, 왼쪽 어깨를 더 뒤로 젖히며 상체를 오른쪽 무릎을 향해 더욱 기울인다. 왼쪽 무릎이 들리지 않도록 무릎을 바닥으로 지그시 누른다.
3   자세를 유지하면서 5회 호흡한다.
4   숨을 마시며 천천히 상체를 일으키고 고개를 돌려 앞을 본다.
5   숨을 내쉬며 다리를 풀어 좌우로 가볍게 흔든다.

　 ↻ 묶은 반연꽃 전굴 자세, 묶은 연꽃 자세-비틀기, 묶은 연꽃 자세-측면 늘이기(106~109페이지)를 반대 방향으로 실행한다.

TIP | 왼쪽 허리와 골반을 연결하는 측면 근육들을 스트레칭하고, 열고 있는 어깨 쪽 목을 길게 늘여 내려가므로 목의 측면 근육 역시 깊게 자극하는 자세이다. 긴장이 쌓여 피로한 목 근육에서부터 같은 쪽 골반 측면 근육까지 이어지는 라인을 펴주기 때문에, 이 자세를 수련하면 매우 개운하게 느끼는 사람들이 많다.

<u>10</u> 반박쥐 자세-측면 늘이기(파리브르타 자누 시르사 아사나)

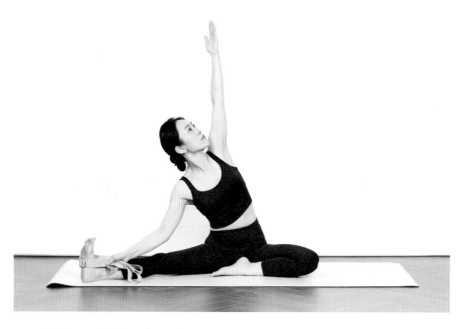

1 몸을 옆으로 돌려 다리를 좌우로 넓게 펼쳐 앉는다. 발뒤꿈치가 매트 위에 있어야 발뒤꿈치가 바닥에 눌려 통증이 오는 것을 막는다.

2 왼쪽 무릎을 구부려 왼쪽 발뒤꿈치를 골반 쪽으로 바짝 붙인다.

3 오른쪽 다리와 왼쪽 다리 모두 옆으로 벌어진 각도가 같도록 맞춘 후 양쪽 엉덩이를 모두 바닥으로 누른다.

4 오른발에 벨트를 걸치고 오른손으로 벨트 양쪽 끝을 모아쥔다. 오른발이 뒤로 넘어가거나 앞으로 쓰러지지 않도록 발끝을 몸 쪽으로 당기며 꼿꼿이 세운다.

5 숨을 마시며 왼손을 위로 들어 올리고 시선은 왼손을 향한다.

주의 사항 | 초보자 중에는 오른쪽 엉덩이가 바닥에서 뜬 상태로 앉는 경우가 종종 있다. 골반이 중심에 정확히 위치하고 안정적으로 앉을 수 있도록 양쪽 엉덩이와 허벅지가 바닥에 닿아 있어야 한다. 만일 무릎을 편 다리 쪽의 엉덩이가 바닥에서 떠 있다면, 그 다리를 조금 안으로 모으고 반대쪽 구부린 다리 쪽을 더 뒤로 열어 양쪽 다리의 각도를 똑같이 맞춘다. 이마저도 어렵다면 구부린 다리 쪽 엉덩이 아래에 담요나 낮은 블록을 깔고 앉아 양쪽 엉덩이의 수평을 맞춘다. 또는 편 다리 쪽 무릎을 약간 구부리고 발뒤꿈치를 바닥에 고정한 상태에서 자세를 실행한다.

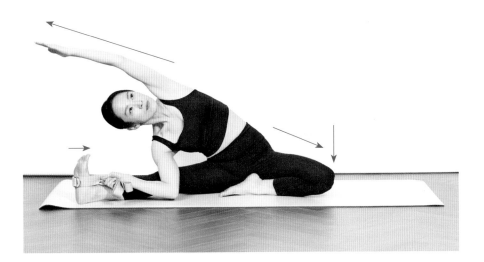

1 숨을 내쉬며 상체를 오른쪽으로 기울인다. 오른쪽 팔꿈치가 무릎의 안쪽에 위치하게 한다.
2 왼쪽 골반에서부터 왼쪽 무릎까지 길어진다고 생각하며, 왼쪽 허벅지를 옆으로 늘여 바닥을 누른다.
3 상체를 뒤로 젖히듯 살짝 회전하여 왼쪽 측면을 충분히 확장한다. 시선은 왼팔을 향한다.
4 자세를 유지한 채로 5회 호흡한다.
5 숨을 마시며 왼손으로 몸을 당겨 세운다는 느낌으로 왼팔을 위로 곧게 뻗어 상체를 일으킨다.
6 숨을 내쉬며 왼손을 내려놓는다.

⟳ 발에서 벨트를 푼 후 다리를 바꿔 반대 방향으로 실행한다.

주의 사항 | 고개를 돌려 왼팔을 바라볼 때 목이 많이 아프다면, 앞을 보도록 한다. 오른쪽 다리 안쪽이 당기는 자세지만, 오른쪽 무릎 안쪽이 끊어질 듯이 아프다면 부상의 위험이 있다. 그런 경우는 오른쪽 무릎을 살짝 구부려 실행한다.

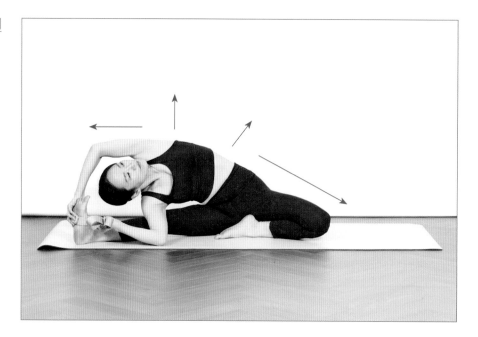

다리를 편 상태에서 오른쪽 옆구리를 오른쪽 다리에 더 가까이 할 수 있다면 시도한다. 왼쪽 옆구리를 더 깊게 늘이고, 왼손으로 오른발 바깥쪽을 감싸듯이 잡는다. 왼쪽 팔꿈치를 뒤로 젖히면서 오른쪽 어깨와 가슴은 다리 안쪽으로 밀어, 왼쪽 옆구리를 확장한다. 왼쪽 골반에서부터 왼쪽 무릎이 멀어지고, 왼쪽 골반에서부터 왼쪽 팔꿈치까지 길어진다고 생각하며 호흡한다. 왼쪽 갈비뼈 사이 사이가 벌어져서, 마치 그 사이로 숨이 들어오고 나간다고 생각하며 천천히 호흡해보자. 몸의 왼쪽 측면이 전체적으로 깊게 스트레칭이 되며, 몸의 곳곳이 당겨서 불편하다고 느끼는 기분이 한결 편안해질 것이다.

TIP | 수축되는 허리 측면이 불편할 정도로 조여졌다면 그 부분으로 숨이 들어오고 나간다고 상상한다. 위쪽 옆구리를 늘임과 동시에 들어 올리면 조여진 아래쪽 허리에 미세한 공간이 생겨 한결 편안해질 것이다.

11   누운 나비 자세(숩타 밧다 코나 아사나)

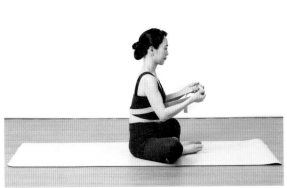 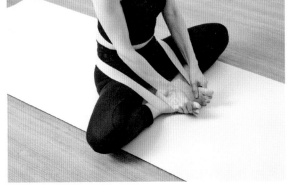

1　양쪽 무릎을 바깥쪽으로 구부려 양쪽 발바닥을 맞대고 앉는다.
2　벨트의 버클을 이용해 큰 고리를 만들어 몸 위에 씌운다.

1　벨트의 고리를 엉치뼈와 양쪽 발목에 건다.
2　양쪽 발뒤꿈치가 최대한 골반에 바짝 붙도록 벨트의 고리를
　팽팽하게 조인다.

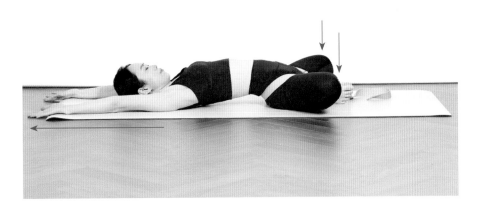

1　양손으로 엉덩이 뒤쪽 바닥을 짚고 팔꿈치를 구부리며 천천히 눕는다.
2　등을 바닥에 댄 후 숨을 마시며 양팔을 좌우로 원을 그려 머리 위로 쭉 뻗는다.
3　몸의 앞부분을 길게 늘이며 숨을 내쉬고 양쪽 무릎을 바닥으로 지그시 누른다. 아랫배도 조인다.
4　5회 호흡하며 자세를 유지한다.
5　숨을 내쉬며 양손을 골반 옆으로 가져간다.

　　TIP | 벨트로 발과 골반의 간격을 고정시켰기 때문에 벨트 없이 같은 자세를 할 때보다 훨씬 강한 스트
　레칭 효과가 있다. 힘을 별로 들이지 않으면서도, 수련 후 골반 주변이 개운하고 가벼워진 느낌을 선사
　하는 자세이다.

<u>12</u>   나비·물고기 자세(밧다 코나·마츠야 아사나)

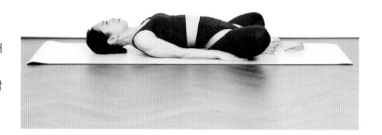

1 등을 편평하게 바닥에 놓고, 양손을 아래로 내린다.
2 팔을 펴고 양손을 허벅지 아래에 둔다. 손바닥이 바닥에 닿는다.
3 어깨를 약간 뒤로 젖힌다.

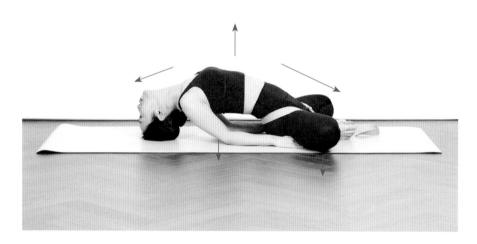

1 숨을 마시며, 팔꿈치로 바닥을 밀어 가슴뼈를 높이 들어 올린다.
2 목을 젖혀 정수리를 바닥에 대는데, 머리에는 체중이 가급적 덜 실리게 한다.
3 팔꿈치로 계속 바닥을 밀고, 날개뼈를 서로 모으며 가슴을 지속적으로 들어 올린다.
4 무릎과 허벅지로 바닥을 지그시 누른다.
5 자세를 유지한 상태로 5회 호흡한다.
6 숨을 내쉬며, 팔꿈치로 바닥을 밀어 정수리 아래 약간 공간이 생기게 한 뒤 턱을 쇄골 쪽으로 당기며 뒤통수를 바닥에 댄다.
7 손으로 바닥을 짚어 상체를 일으켜 앉은 후 벨트를 풀고 다리도 편안히 풀어준다.

13   송장 자세(사바 아사나)

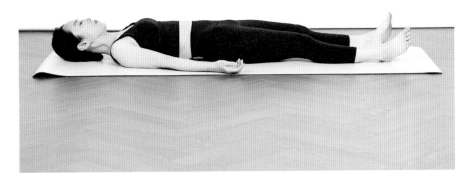

벨트를 옆에 내려놓은 후 등을 바닥에 대고 눕는다.

TIP | 93페이지 블록 요가의 송장 자세와 동일하다. 바르게 누운 송장 자세를 할 때 허리가 불편하다면 담요를 말아 무릎 아래에 받쳐준다(199페이지 참조).

주의 사항 | 보통 1시간 정도의 요가 아사나 수련을 하고 나면 약 10분 정도 송장 자세를 취한다. 여기서는 각자 편의에 따라 짧게 할 수도 있고, 좀 더 길게 할 수도 있다. 잘 시간이라면 그대로 잠들어도 괜찮다. 시간이 허락한다면 발끝에서부터 머리 끝까지 온몸을 훑는다. 눈을 감은 채, 몸의 감각을 하나씩 느껴본다. 발가락, 발바닥, 발목, 정강이와 종아리, 무릎, 허벅지, 이런 순으로 주의를 보내며 자신의 몸 전체를 훑도록 한다. 어느새 자신도 모르게 잠들어 있기도 한다. 만일 몸에서 불편함이 느껴지는 부분이 있다면 그곳에 잠시 머물러 좋다, 나쁘다라는 판단이나 분별을 하지 말고 그저 느끼고 바라본다. 송장 자세의 수련 방법 중 이런 방식은 수련자로 하여금 자신의 몸을 긍정적으로 느끼고 신체의 긴장을 더욱 쉽게 이완시키는 장점이 있다.

4

의자 요가

Chair Yoga

한때 의자 위에서 하는 요가는 '오피스 요가'라는 이름으로 의자에 앉아서 생활하는 시간이 긴 직장인들에게 소개되곤 했다. 의자 위에 앉아서 가볍게 비틀거나 골반을 굽히는 간단한 자세들이 많았다. 오피스 요가 외에는 의자를 역자세(머리가 아래로 내려가고 발을 위로 들어 올린 자세)의 지지대로 사용하거나 누워서 다리를 올려 혈액 순환을 돕는 용도로 집에서 혼자 하는 것으로만 소개되었을 뿐, 의자 요가 수업을 하는 곳은 사실상 찾아보기 어려웠다. 이후 도구 요가 프로그램을 도입하는 곳이 늘어나면서, 현재는 '체어 요가'라는 명칭으로 의자를 활용한 요가 프로그램을 도입한 센터들도 있다. 또한 아예 아사나 수련을 위한 의자가 따로 제작되어 판매되고 있다.

의자는 높은 자세의 지지대로 활용하기 좋다. 초보자나 균형 감각이 부족한 수련자가 의자를 이용하면 서서 균형을 잡는 자세도 수월하게 할 수 있다. 따라서 심리적으로 상당한 안정감을 갖고 수련에 임할 수 있다. 요가용 의자는 다리 사이 가로대에 발을 걸거나 손으로 잡는 용도로 사용할 수 있게 제작되어 있다. 붙잡을 지지대의 높낮이와 위치가 다양하다는 점은 요가 자세를 수련할 때 상당히 편리하다. 의자를 활용한 요가의 가장 큰 장점 중 하나는 손목이 약하거나 체력이 부족한 수련자에게 다소 부담스러울 수 있는 '빈야사 요가'를 수월하게 수련할 수 있다는 점이다.

의자 요가 시퀀스와 자세

/

빈야사 요가는 아사나 중심의 요가 장르 중 하나이다. 이 요가의 특징은 아사나의 흐름이 끊기지 않고 호흡과 함께 물 흐르듯이 연결된다는 점이다. 즉 느릿한 춤을 추는 듯한 기분을 들게 하여 집중도를 높이고 유연성과 근력을 효과적으로 상승시킨다. 이에 흥미를 느끼는 수련자가 많지만, 체력이나 손목이 약할 경우 시퀀스를 따라가기 버겁게 느껴질 수 있다. 빈야사 요가를 하려면 체력과 유연성이 어느 정도 갖춰져야 하고 손으로 바닥을 짚고 지지하는 자세가 많기 때문이다. 이러한 점에서 의자를 이용한 빈야사 요가는 부담이 적고 편안하게 느껴질 것이다.

여기에서는 집에 있는 의자로도 가능한 의자 빈야사 요가를 소개한다. 회전 의자나 팔걸이가 있는 의자를 제외하고 등받이가 있는 안정적인 의자라면 모두 사용 가능하다. 이 의자를 활용한 빈야사 요가 시퀀스를 꾸준히 수련하면 전신 근력과 균형, 골반의 유연성을 효율적으로 늘릴 수 있을 것이다. 전신 근력이 필요하며 손목에 체중이 실리는 자세가 있지만 의자의 높이를 이용하여 손목의 부담을 덜 수 있다. 또한 한 발로 균형 잡는 자세를 할 때에도 의자가 안정적으로 지지해주기 때문에 균형 자세를 어려워하는 수련자들도 수월하게 해낼 수 있다.

빈야사 요가이기 때문에 아사나가 쉼 없이 이어지지만, 부드럽고 느릿하게 이어지므로 그리 부담을 가질 필요는 없다. 자세가 연결되는 흐름을 느긋한 마음으로 즐기기를 바란다.

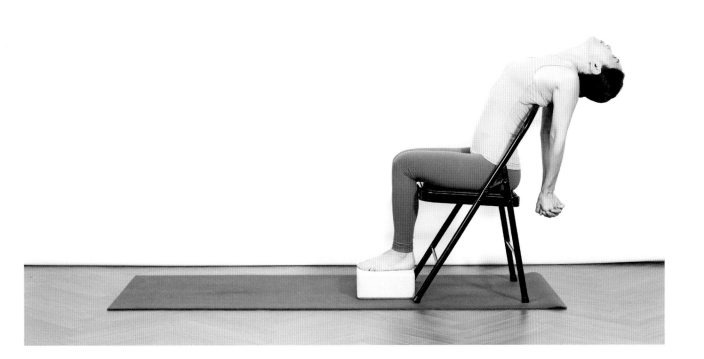

움직이는 명상, 의자 빈야사 요가 시퀀스: 15분

1. 무릎 꿇고 앉은 자세

2. 판자 자세

3. 위를 향한 개 자세

지나가는 연속 자세(빈야사)

7. 반달 자세

8. 춤의 왕 자세

10. 한 발 비둘기 자세-전굴

11. 한 발 비둘기 자세-후굴

12. 한 발 비둘기 자세-비틀기

4. 아래를 향한 개 자세

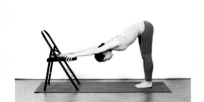

5. 삼각 자세

6. 비튼 삼각 자세 ↻

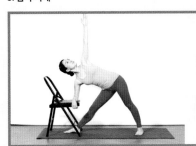
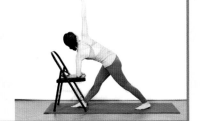

지나가는 연속 자세(빈야사)

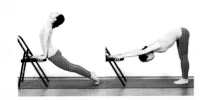

9. 옆 판자 자세 ↻

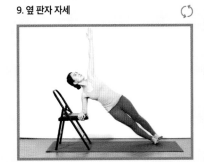

지나가는 연속 자세(빈야사)

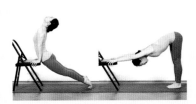

13. 아래를 향한 개 자세 ↻

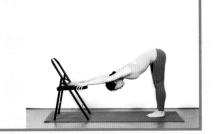

14. 아기 자세

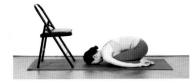

<u>01</u>   무릎 꿇고 앉은 자세(바즈라 아사나)

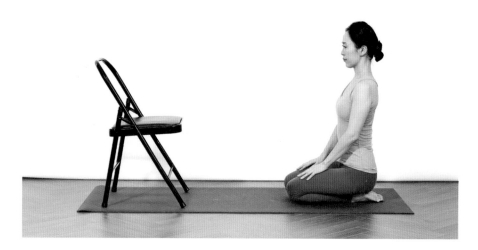

1   의자를 매트의 한쪽 끝에 두고, 매트 반대편 끝에 무릎을 꿇은 자세로 앉는다.

2   호흡을 하며 척추를 반듯하게 편다. 가능하다면 배는 조이고 흉곽을 충분히 넓히는 호흡을 한다. 그러나 아직 요가를 할 때 종종 긴장하는 편이라면, 어떤 호흡이든 그저 편안하게 하는 것이 낫다.

주의 사항 | 무릎이 불편한 수련자는 서거나 편안히 앉은 자세로 시작한다.

<u>02</u> 판자 자세(팔라카 아사나)

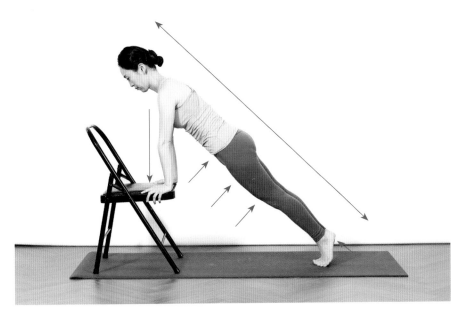

1 양손으로 의자 좌판의 바깥쪽을 각각 잡고 무릎을 펴 몸을 일으킨다. 숨을 마시면서 머리에서 발끝 까지 일직선을 만든다.

2 양손으로 의자 좌판을 단단하게 밀며 팔을 뻗어 몸을 높이 들어 올리고, 어깨와 손목은 수직이 되게 한다.

3 아랫배와 허벅지를 비롯한 몸의 앞쪽 근육을 탄탄하게 조인다.

4 숨을 내쉬며 골반에서 머리 끝으로, 골반에서 발끝으로 길게 펴주는 느낌을 갖는다. 마치 일직선의 막대가 된 것처럼 전신의 단단함을 느껴본다.

주의 사항 | 골반이나 허리가 아래로 처지면 허리나 손목에 부담을 주게 되므로 주의한다.

<u>03</u>　위를 향한 개 자세(우르드바 무카 스바나 아사나)

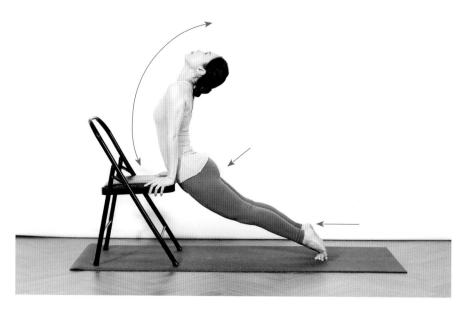

1　숨을 마시며 골반의 앞부분을 의자 좌판에 붙이고 등을 뒤로 젖힌다.
2　어깨에서 손목까지 수직이 되도록 한다. 바닥을 향해 어깨를 내린다고 생각하며 팔을 힘 있게 뻗는다.
3　목을 길게 끌어 올려 귀와 어깨가 멀어지게 한다.
4　배꼽이 허리에 붙게 한다는 느낌으로 아랫배를 조이고, 꼬리뼈를 바닥으로 말아 내리며 허벅지와 엉덩이 근육을 수축하여 허리가 과도하게 꺾이는 것을 보호한다.
5　자세를 유지하면서 5회 호흡한다.

　주의 사항 | 목이 불편하다면 고개를 뒤로 젖히지 않고 앞을 본다.

04 아래를 향한 개 자세(아도 무카 스바나 아사나)

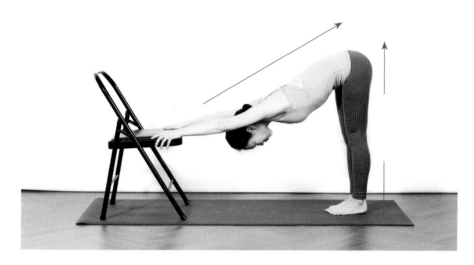

1 숨을 내쉬며 골반을 뒤로 밀어 들어 올린다. 다리를 펴고 어깨를 낮춘다.
2 고개를 자연스럽게 내려 바닥을 본다. 양손으로 의자 좌판을 누르며 팔을 곧게 뻗어 상체를 뒤로 민다.
3 숨을 내쉴 때 아랫배를 조이며 꼬리뼈를 높이 들어 다리 뒤쪽을 길게 늘인다.
4 5회 호흡한다.

<u>05</u>　　삼각 자세(웃티타 트리코나 아사나)

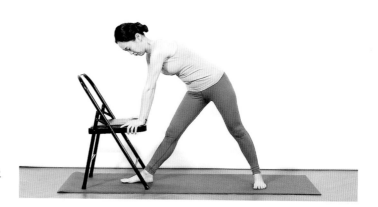

숨을 마시며 왼발을 바깥으로 90도 회전하고, 오른발은 의자 앞쪽 다리의 가로대 아래에 위치한다.

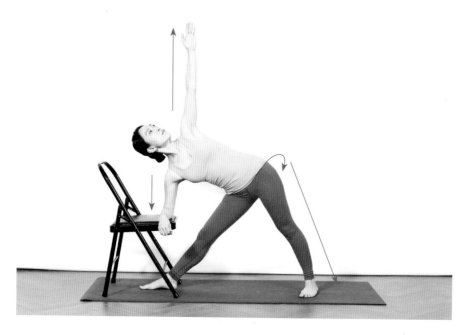

1　오른쪽 팔꿈치를 구부려 의자 좌판에 짚고 오른손으로는 의자를 가볍게 잡는다. 왼쪽 옆구리와 골반 측면이 위를 향하도록 바깥쪽으로 회전한다.

2　오른팔로 의자 좌판을 밀어주듯이 힘을 주고, 왼손을 바닥과 수직으로 든다. 이때 어깨가 귀 옆으로 붙지 않도록, 어깨를 왼쪽 골반 쪽으로 민다.

3　왼쪽 골반 측면을 뒤로 젖히며 오른쪽 골반을 앞으로 내민다. 오른쪽 엉덩이가 뒤로 빠지지 않게 해야 왼쪽 골반과 옆구리를 제대로 스트레칭할 수 있다.

4　왼쪽 다리를 길게 뻗어 왼발로 바닥을 민다.

5　5회 호흡한다.

　　주의 사항 | 오른쪽 다리 무릎 안쪽이 지나치게 당긴다면 살짝 구부린다. 목이 많이 아프다면 손끝보다는 앞쪽 위를 응시한다.

　　TIP | 이 자세를 할 때 마치 좁은 벽 사이에 납작하게 끼어 있다고 생각한다. 혹은 평면 TV가 되었다고 생각해보자.

06   비튼 삼각 자세(파리브르타 트리코나 아사나)

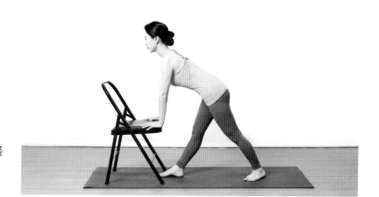

1   숨을 내쉬며 왼손을 내려놓고 오른쪽 팔꿈치를
     펴 양손으로 의자 좌판을 잡아 상체를 세운다.
2   왼발을 의자 방향으로 45도 회전한다.

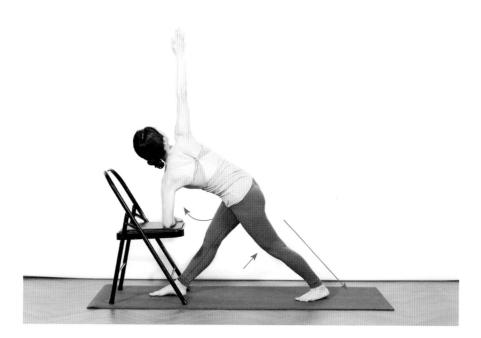

1   왼팔을 구부려 아래팔을 의자 좌판에 댄다.
2   상체를 몸의 오른쪽 방향으로 회전하며 오른팔을 바닥과 수직으로 들어 올린다.
3   오른쪽 골반은 낮추고, 왼쪽 골반은 들어 올려 양쪽 골반의 높이를 맞춘다.
4   왼쪽 종아리가 타이트하다면 무릎이 구부러지기 쉽다. 가능한 한 무릎을 펴고 왼쪽 발날 바깥쪽을
     바닥으로 단단히 붙여 종아리를 늘인다.
5   5회 호흡한다.
6   숨을 내쉬며 자세를 풀어 양손으로 의자를 짚고, 오른발을 뒤로 보내 왼발과 나란히 둔다.

     ↻ **발을 바꿔 반대 방향으로 삼각 자세와 비튼 삼각 자세(124~125페이지)를 실행한다.**

     TIP | 다리를 안쪽으로 모으고 회전하는 근육들의 힘이 매우 많이 필요한 자세로, 다리 안쪽 힘이 약한
     수련자들은 어렵게 느껴지겠지만 꾸준히 수련하기를 권장한다.

지나가는 연속 자세(빈야사)
위를 향한 개 자세와 아래를 향한 개 자세

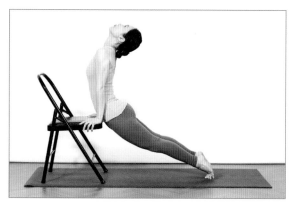 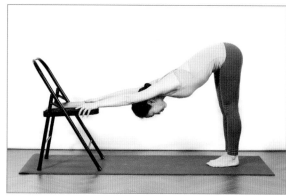

1 숨을 마시며 위를 향한 개 자세를 한다.　　　　　2 내쉬며 아래를 향한 개 자세를 한다.

TIP | 앞서 한 자세에서 생긴 특정 부위 근육의 피로를 덜고 호흡을 정돈하는 효과가 있다. 이 두 자세(122~123페이지 참조)는 대부분의 빈야사 요가 시퀀스에서 주요 자세들의 흐름을 연결하며, 이러한 연결 동작들을 압축해서 '빈야사'라고 부르기도 한다.

07 반달 자세(아르다 찬드라 아사나)

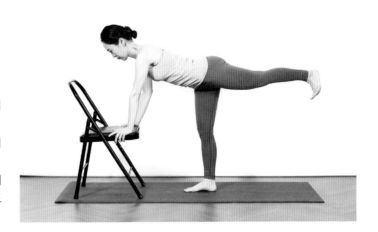

1 숨을 마시며 오른발을 얼굴 아래 위치에 내밀어
   디딘다.
2 숨을 마시며 왼쪽 다리를 골반과 수평으로 들어
   올린다.
3 아랫배를 조이고, 왼쪽 발뒤꿈치를 뒤쪽을 향해
   민다. 양팔을 펴고 상체가 아래로 쏠리지 않도
   록 들어 올린다.

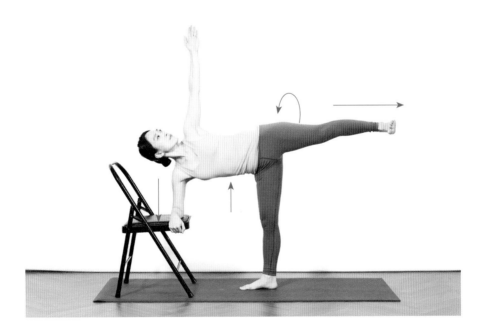

1 오른팔을 구부려 의자에 대고, 오른손으로 의자 좌판을 잡는다.
2 상체와 골반을 왼쪽으로 회전하며 왼손을 수직으로 들어 올린다. 이때 오른쪽 엉덩이가 뒤로 빠지지
   않도록 아래로 회전한 후 앞으로 민다.
3 오른쪽 팔을 아래로 밀어내며 상체를 들어 올리려 하고, 정수리와 왼쪽 발뒤꿈치가 일직선으로 길어
   지는 느낌으로 쭉 펴준다. 양쪽 골반의 앞면과 가슴이 정면을 향하며 편평하게 만든다.
4 시선이 왼손을 향하도록 고개를 돌린다. 이때 어깨가 귀에서 멀어지게 한다.
5 5회 호흡하며 자세를 유지한다.
6 숨을 내쉬며 왼손을 내려놓고 오른팔을 펴 의자 좌판을 짚는다.

주의 사항 | 목이 지나치게 불편하다면 시선을 왼손이 아닌 약간 위에 두거나 앞을 본다. 의자를 짚은 팔
에 지나치게 의존하지 않도록 주의하고 엉덩이가 뒤로 빠지지 않도록 위쪽 골반을 뒤로 젖힌다.

08 춤의 왕 자세(나타라자 아사나)

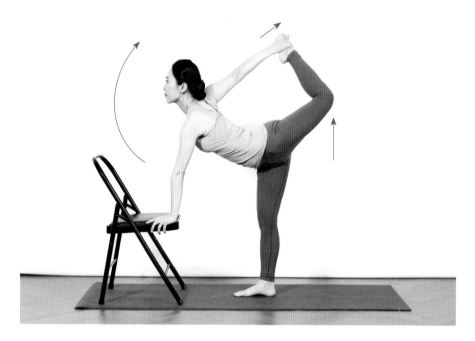

1 숨을 마시며 오른손을 뒤로 뻗어 왼쪽 발등을 잡는다.
2 왼발을 위를 향해 들어 올리며 상체를 세워 정면을 본다.
3 왼손으로 의자 좌판을 밀고 팔을 길게 뻗어 상체를 최대한 들어 올린다.
4 오른발로 바닥을 단단히 밀고 무릎이 아닌 엉덩이와 허벅지 근육의 힘으로 유지한다.
5 5회 호흡한다.
6 숨을 내쉬며 오른손을 풀어 의자 좌판을 잡고, 왼발을 오른발 옆에 내린다.

↻ **반대 방향으로 반달 자세와 춤의 왕 자세(127~128페이지)를 실행한다.**

주의 사항 | 왼쪽 무릎이 옆으로 벌어질수록 골반이 틀어지며 균형을 잡기가 어려우므로, 가급적 왼쪽 무릎이 바닥을 마주보는 상태에서 들어 올리려고 한다.

오른발을 왼발보다 멀리 뒤쪽 바닥에 내려놓는다. 이때 발가락을 구부려 바닥에 대고, 왼발도 뒤로 보내 오른발과 나란히 바닥을 짚는다.

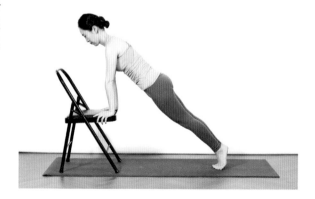

지나가는 연속 자세(빈야사)
위를 향한 개 자세와 아래를 향한 개 자세

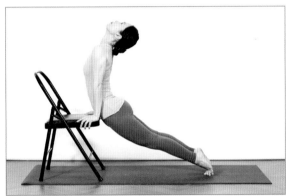 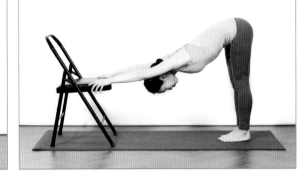

1   숨을 마시며 위를 향한 개 자세를 한다.   2   숨을 내쉬며 아래를 향한 개 자세를 한다.

<u>09</u> 옆 판자 자세(바시스타 아사나)

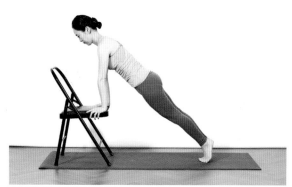

숨을 마시며 몸을 앞으로 가져가 판자 자세를 한다.

TIP | 121페이지의 판자 자세와 동일하다. 뒤의 자세를 하기 위한 선행 자세로, 지나가는 연속 자세처럼 잠깐 취하는 자세이다.

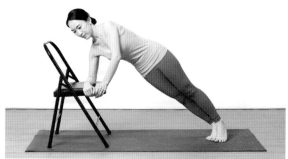

1 오른쪽 팔꿈치를 구부려 의자 좌판 위에 대고, 오른손으로 의자를 잡는다.
2 몸을 왼쪽으로 회전하면서 동시에 왼발을 오른발 위에 나란히 포개어 올린다.

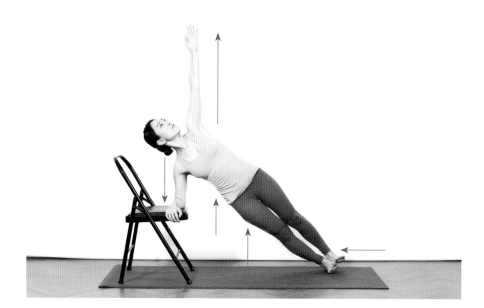

1 왼손을 수직으로 드는 동시에 정수리에서 발뒤꿈치까지 몸을 일직선으로 만든다.
2 오른팔로 의자를 강하게 밀고, 오른발 바깥 날로 바닥을 민다. 이때 양쪽 발가락을 몸 쪽으로 당기며 발목을 구부린다.
3 오른쪽 옆구리와 허벅지 근육을 단단하게 조여 몸이 바닥으로 처지지 않도록 지지한다.
4 아랫배를 단단히 조이고, 어깨와 귀가 멀어지게 한다.
5 5회 호흡한다.
6 숨을 내쉬며 왼손을 내리고, 몸의 앞면을 바닥을 향해 회전하면서 발가락을 바닥에 짚어 판자 자세로 돌아간다.

🔄 **반대 방향으로 동일하게 실행한 후 자세를 풀며 판자 자세로 돌아간다.**

130

지나가는 연속 자세(빈야사)
위를 향한 개 자세와 아래를 향한 개 자세

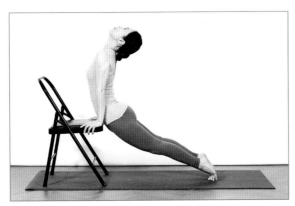 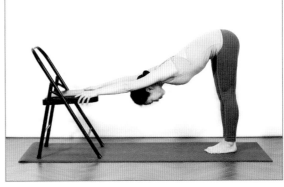

1　숨을 마시며 위를 향한 개 자세를 한다.　　2　숨을 내쉬며 아래를 향한 개 자세를 한다.

10 한 발 비둘기 자세-전굴(에카 파다 라자카포타 아사나 변형)

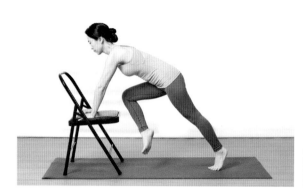

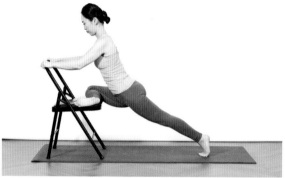

1 숨을 마시며 양손을 앞으로 뻗어 의자 좌판 뒷부분으로 옮겨
  짚는다.
2 오른쪽 다리를 구부려 앞으로 가져간다.

1 오른쪽 다리를 의자 좌판 위에 올리고 왼쪽 다리를 뒤로 곧게
  펴 발끝으로 바닥을 민다.
2 양손으로 의자 등받이 위쪽을 잡는다.

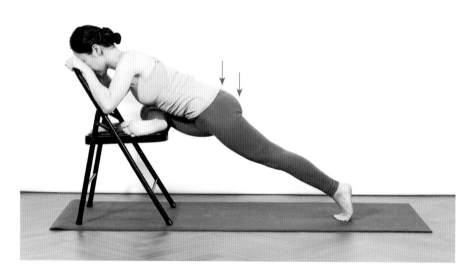

1 숨을 내쉬며 상체를 앞으로 기울여 이마를 의자 등받이에 기댄다.
2 양쪽 골반을 부드럽게 낮추어 오른쪽 엉덩이와 허벅지 뒷면 근육을 늘인다.
3 왼쪽 다리에 계속 힘주어 바닥을 밀어줌으로써 몸을 지지한다.
4 어깨가 긴장하지 않도록 힘을 뺀다.
5 5회 호흡한다.
6 숨을 마시며 상체를 들고 양손으로 의자 등받이를 잡으며 중립으로 돌아간다.

주의 사항 | 오른쪽 엉덩이가 타이트해서 많이 불편하다면, 왼발을 앞으로 약간 당겨 엉덩이 높이를 조
절한다.

132

11 한 발 비둘기 자세-후굴(에카 파다 라자카포타 아사나 변형)

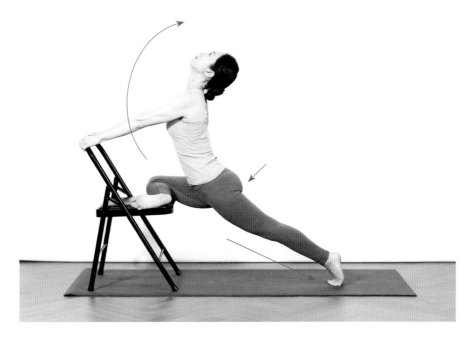

1 숨을 마시며 상체를 일으켜 팔꿈치를 편 후 손으로 의자 등받이를 민다.
2 척추를 길게 위로 폄과 동시에 부드럽게 젖혀 등 근육을 수축한다.
3 왼발로 바닥을 힘 있게 밀며 어깨는 귀와 멀어지게 아래로 끌어 내린다.
4 가슴을 펴고 척추는 위를 향해 늘이며 시선은 위를 향한다.
5 5회 호흡한다.
6 숨을 내쉬며 고개를 바로 한다.

주의 사항 | 목이 많이 불편하다면 위가 아닌 대각선 위쪽을 응시한다.

TIP | 몸의 앞부분이 타이트한 사람은 왼쪽 하복부와 골반 앞부분이 당기는 것을 느낄 것이다. 지나치게 당긴다면 상체를 비스듬히 앞으로 향하게 한 후, 왼쪽 하복부와 골반 안쪽의 근육이 조금씩 길어진다고 생각하며 수련한다.

고급 자세
시도하기

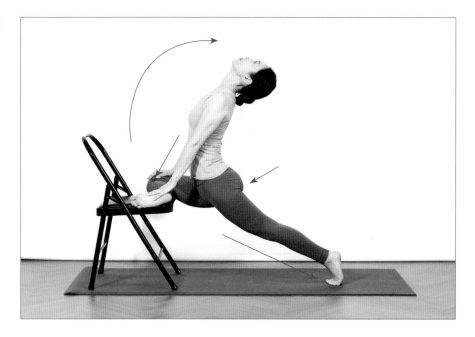

의자 등받이를 잡은 자세에서 왼쪽 골반과 허벅지에 자극이 별로 없다면, 양손을 오른쪽 무릎과 발목
위에 각각 올려 무게 중심을 좀 더 골반에 싣는다. 만약 더 뒤로 젖혀도 괜찮다고 느껴진다면, 팔을 길게
뻗으며 양손으로 다리를 밀어 가슴을 젖힌다. 아랫배를 조여 허리를 보호하고 목을 길게 늘여 위를 바
라본다.

<u>12</u>   한 발 비둘기 자세-비틀기(에카 파다 라자카포타 아사나 변형)

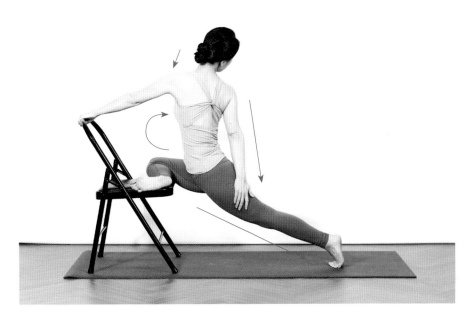

1   숨을 마시며 왼손을 의자 등받이의 중심에서 좀 더 오른쪽을 잡는다.

2   숨을 내쉬며 몸을 오른쪽으로 틀어 오른손으로 왼쪽 허벅지 바깥을 감싼다.

3   왼팔을 곧게 펴며 어깨를 귀와 멀어지게 하고, 시선은 오른쪽을 향한다.

4   오른손을 왼쪽 무릎을 향해 가능한 만큼 끌어 내려 오른쪽 가슴과 어깨를 더 깊이 뒤로 연다. 왼쪽 골반 앞부분과 아랫배 깊은 쪽에 위치한 근육의 자극에 주의를 기울인다.

5   5회 호흡한 후 숨을 마시며 오른손을 풀어 의자 등받이를 잡고 중립 자세로 돌아간다.

6   숨을 내쉬며 양손으로 다시 의자 좌판의 뒷부분을 짚고 오른발을 왼발 옆으로 내려놓는다.

13 아래를 향한 개 자세(아도 무카 스바나 아사나)

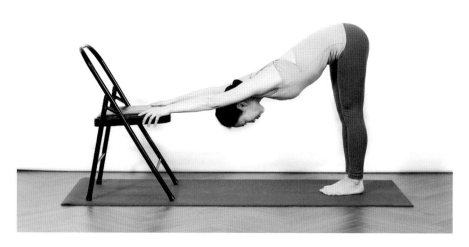

양손을 의자 좌판의 앞부분으로 옮겨 짚은 후 숨을 내쉬며 골반을 뒤로 밀어 아래를 향한 개 자세를 한다.

↻ **반대 방향으로 한 발 비둘기 자세-전굴, 후굴, 비틀기, 아래를 향한 개 자세(132~136페이지)를 동일하게 연속 실행한다. 이때 마지막에 실행하는 아래를 향한 개 자세에서는 3회 호흡하며 자세를 유지한다.**

TIP | 한 발 비둘기 자세-후굴과 비틀기는 척추를 뒤로 젖히는 자세이기 때문에 허리 근육에 약간의 피로가 남아 있을 수 있다. 이 시퀀스에서는 허리 근육에 쌓인 피로를 해소하기 위해 아래를 향한 개 자세에서만 3회 호흡한다.

<u>14</u>   아기 자세(발라 아사나)

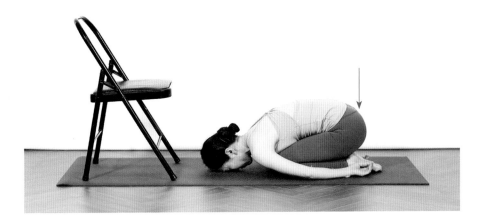

1   숨을 내쉬며 무릎을 구부려 바닥에 내려놓는다.
2   손을 앞쪽 바닥에 내려놓고 상체를 숙여 웅크린 자세를 한다. 골반을 뒤로 밀어 엉덩이와 발뒤꿈치
    가 서로 닿도록 한다.
3   이마를 바닥에 대고 양손을 발 옆으로 가져간 후 팔에 힘을 뺀다. 팔꿈치가 살짝 구부러져 바닥에 닿
    을 정도로 힘을 완전히 뺀다.
4   5~8회 호흡한 후 천천히 상체를 일으킨다.

주의 사항 | 엉덩이가 발뒤꿈치에 닿지 않아 자세가 불편하다면, 양손으로 주먹을 쥐고 이마 아래에 받
친다. 블록을 사용해도 좋다(71페이지, 블록 요가의 아기 자세 참조).

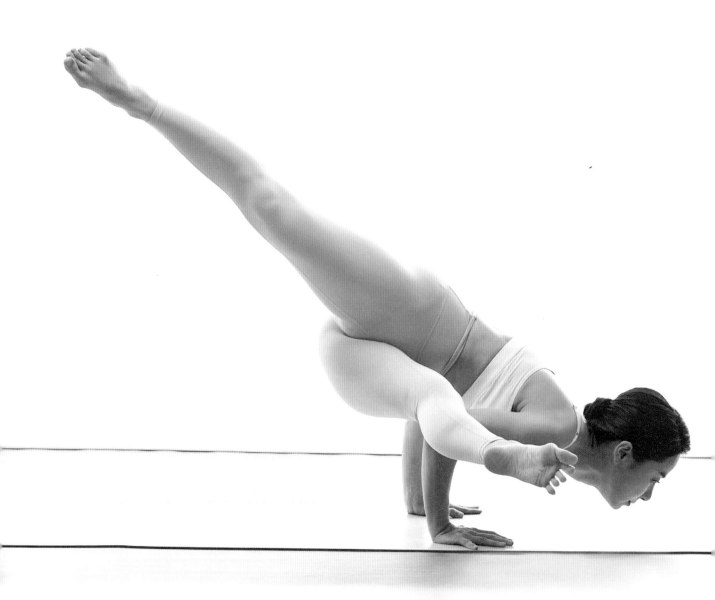

THERAPHY YOGA

테라피 요가

테라피(theraphy)라는 단어는 치료를 위한 '요법'을 의미한다. '요법'이라는 말에서 알 수 있듯, '테라피 요가'는 요가 수련을 통해 특정한 부위의 통증을 줄이거나 없애는 것을 목적으로 하는 요가를 말한다.

인체의 통증은 다양한 원인이 있다. 목이 아프다는 것은 단지 목뼈나 목 근육만의 문제가 아니라는 것이다. 예를 들어 두통은 커피의 과다 섭취로 인한 카페인 중독 때문에 생긴 것일 수도 있고, 목과 어깨 근육의 긴장 또는 스트레스로 인해 발생하기도 한다. 현대인에게 흔한 요통도 마찬가지다. 허리를 삐끗하거나 통증이 있어 정형외과를 가고 엑스레이를 찍어도 뼈에는 별다른 문제가 없는 경우도 많다. 이런 경우는 휴식 후 자세를 바로잡는 적절한 운동을 하면 좋아진다. 따라서 몸 어느 곳에 통증이 있다면 생활 습관을 면밀히 살펴 그 원인을 없애고, 건강한 생활 습관으로 바꿔 질환을 예방하는 것이 최선이다.

테라피 요가는 신체적 통증, 특히 근골격계 통증을 경감시키고 예방하는 것에 주안점을 둔다. 대부분의 운동은 인체에 이롭지만, 특히 요가 수련은 다양한 자세를 활용하여 전신에 고루 자극을 준다. 따라서 연계적으로 일어나는 근골격 문제를 바로잡는 데 탁월한 효과가 있다. 근골격계의 질환이나 통증은 그 부위의 근육 조직뿐만 아니라 연결되어 있는 주변 근육의 영향을 받기 때문이다. 그러므로 요가 수련을 통해 긴장을 해소하고 약한 곳은 단련시켜 전신의 균형을 맞춰주면 근골격계의 문제점을 상당 부분 해결할 수 있다.

이 책에서는 골반 교정, 목과 어깨 통증 완화, 등과 허리 강화 이렇게 세 가지로 구성된 테라피 요가를 소개한다. 인체에서 척추가 기둥이라고 할 수 있고, 그 기둥을 상중하로 구분하여 구성한 셈이다. 척추라는 중심을 놓고 구성된 만큼, 이 세 가지 시퀀스는 연계 효과가 크다. 통증이 있는 경우 해당하는 시퀀스를 중점적으로 수련하고, 차근차근 다른 시퀀스도 함께 수련한다면 몸 전체를 고루 건강하게 만드는 데 도움이 될 것이다.

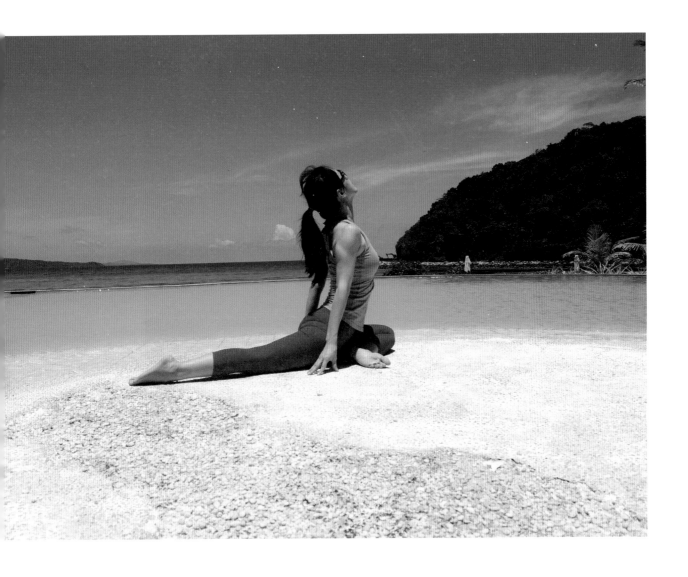

잘 되지 않는 자세일수록
어려운 자세가 아닌데 불편하게 느껴진다면
어쩌면 내게 더욱 필요한 것일지도 모른다.

1

골반 교정 요가

Theraphy Yoga

골반 교정 요가
QR코드

골반은 뼈로 된 쟁반이라는 의미로, 인체 내부의 주요 장기들을 담고 있는 중요한 뼈대이다. 주요 장기를 받쳐주는 역할을 하며 상체와 하체를 연결한다. 골반 결합의 축인 엉치뼈(천골)는 척추의 끝부분이며, 골반과 다리뼈가 만나는 관절이 고관절이다.

척추가 기둥이라면 골반은 기둥을 받치고 있는 주춧돌로 흔히 표현된다. 그만큼 인체의 기반으로서 중요하다는 의미다. 골반은 인체의 기둥인 척추와 만나는 한편, 하지의 시작 부분인 고관절을 이룬다. 그러므로 척추와 하지는 골반의 상태에 직접적인 영향을 받는다.

골반은 잘못된 자세 등으로 좌우 균형이 맞지 않게 앞뒤 혹은 위아래로 틀어지기도 한다. 골반의 불균형에 기인하는 문제들은 꽤 흔하다. 주춧돌이 기우뚱한데 그 위에 있는 기둥이 바르게 있을 수 없듯, 골반이 틀어지면 척추에 문제가 일어나기 쉽다. 골반 불균형에 기인한 척추 측만은 대표적인 예다. 하지 또한 마찬가지다. 골반이 틀어지면 좌우 다리 길이가 달라질 수 있고, 걸음걸이에도 영향을 미친다. 골반 불균형은 하체 순환에 문제를 일으켜 하체부종 등의 원인이 되기도 한다.

골반이 틀어지는 데에는 사고, 무리한 노동, 잘못된 자세 등이 있다. 다리를 꼬아 앉는 습관은 골반의 불균형을 야기하는 대표적인 잘못된 자세이다. 앉아서 오랜 시간을 보내는 현대인에게 골반 교정의 필요성은 제법 많이 알려져 있고, 골반이나 척추 교정 등을 전문으로 하는 센터나 단체들도 생겨났다. 요가는 이러한 센터들처럼 오직 신체 통증을 줄이거나 체형 교정만을 목적으로 하지는 않는다. 하지만 이러한 문제에 꽤 효과적인 사례들이 많기 때문에, 요가라고 하면 체형 교정을 먼저 떠올리는 이들도 적지 않다. 체형 교정은 세분하면 어깨, 등과 허리, 골반, 다리 등으로 나눌 수 있다. 그중 인체의 주춧돌이자 상하체를 연결하는 골반의 균형이 깨져 있다면 골반 교정을 선행할 필요가 있다. 그러므로 여기에서는 골반의 균형을 맞추는 데 효과적인 시퀀스를 소개한다. 잘못된 자세에서 온 골반 불균형은 바른 자세로 이끌어주는 요가 수련을 꾸준히 하여 해소할 수 있다.

골반 교정 요가 시퀀스와 자세

/

요가 수련을 통한 골반 교정은 골반 주변 근육들의 긴장을 해소하여 균형을 잡는 방식으로 이루어진다. 골반이 틀어져 있다면 골반의 어떤 근육은 약해져 있고, 다른 쪽 근육은 단축되어 있을 가능성이 크다. 쉽게 말해 한쪽 근육의 당기는 힘이 강해지면 굵고 짧아진다. 반면 이 강해진 근육의 움직임을 제어해서 균형을 잡아야 하는 반대 근육은 상대적으로 약하고 길어진 상태가 되기 쉽다. 약해진 근육은 늘 긴장하게 되며 피로가 쌓일 수 있다. 골반 근육뿐만 아니라 인체에서 서로 반대 방향으로 작용하는 근육들에 모두 해당한다.

이는 골반을 직접 움직이는 요가 자세를 할 때 어느 한 방향을 더 불편하다고 느끼게 하며, 수련자 스스로가 인지하지 못하는 사이에 틀어진 형태로 드러난다. 양쪽 다리를 좌우로 펼친 박쥐 자세를 할 때 제대로 인식하지 못한 채 하게 되면 한쪽 엉덩이가 더 뒤로 가 있고, 반대쪽 다리의 당김이 더 느껴지거나 엉덩이가 들리는 식이다.

여기서 소개하는 시퀀스는 골반을 열고 닫는 근육, 걸을 때 골반이 흔들리지 않도록 잡아주는 측면 엉덩이 및 허리 근육, 그리고 고관절 회전에 직접 작용하는 근육을 자극하는 자세들로 이루어져 있다. 골반 틀어짐은 좌우의 균형 문제가 많기에 좌우를 바꿔가며 하는 자세들이 주를 이룬다. 수련 시 특정한 자세를 하면서 한쪽이 유난히 불편하다고 느껴진다면 그 방향으로 적극적으로 더 자주, 더 오래 유지하는 것도 한 방법이다.

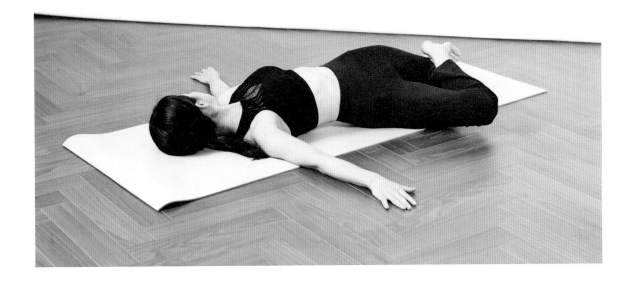

골반 교정 요가 시퀀스

1. 편안히 앉은 자세

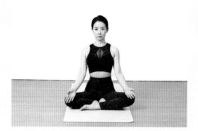

2. 발끝 치기

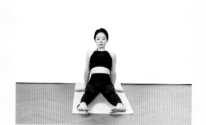

3. 소머리 자세-상체 회전하기

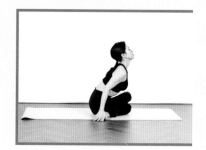

7. 현 자세-측면 늘이기

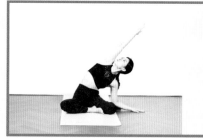

8. 현 자세-비틀기

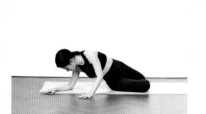

9. 현 자세-후굴

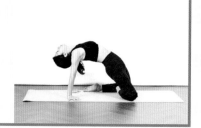

13. 개구리 자세-왕복

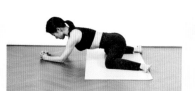

14. 개구리 자세

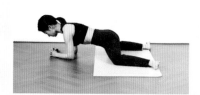

15. 무릎 구부린 코브라 자세

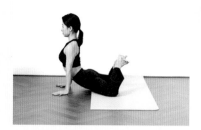

4. 소머리 자세-전굴 ↻

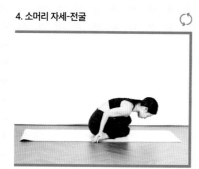

5. 반비틀기 자세 ↻

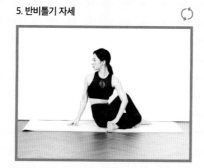

6. 양쪽 다리 포갠 자세-전굴 ↻

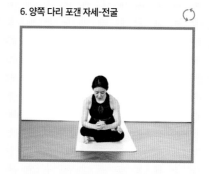

10. 박쥐 자세-회전하기 ↻

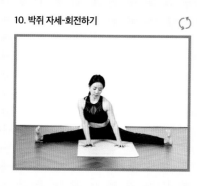

11. 박쥐 자세-전굴

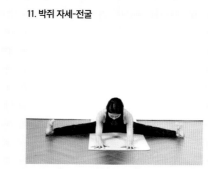

12. 박쥐 자세-측면 늘이기 ↻

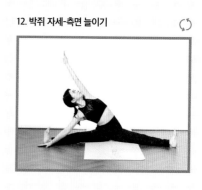

16. 아기 자세

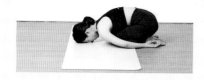

<u>01</u>　편안히 앉은 자세(수카 아사나)

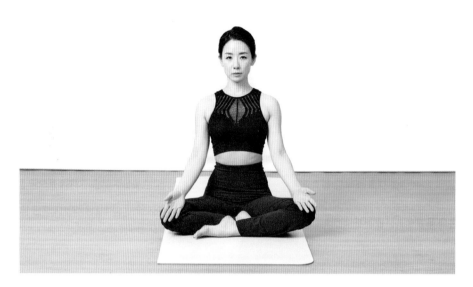

1　허리를 곧게 펴고 양쪽 무릎을 구부려 앉는다.

2　양발을 모두 바닥에 놓아 앞뒤로 나란히 둔다.

3　양손을 무릎 위에 두고 10회 정도 호흡한다.

TIP | 98페이지 벨트 요가의 편안히 앉은 자세를 참조한다. 바르게 앉기가 불편하다면 엉덩이 아래에 담요나 방석을 깔아 골반을 무릎보다 높여주면 편리하다(29, 204페이지 참조).

02   발끝 치기

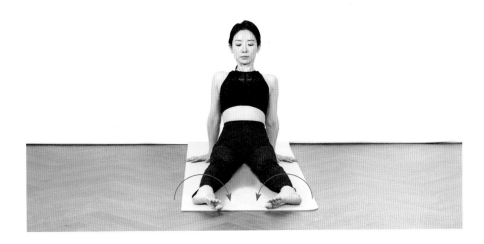

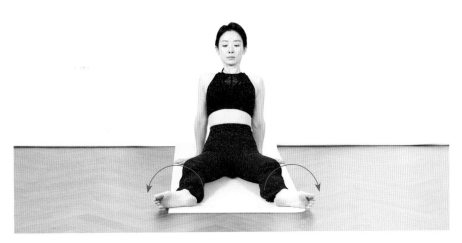

1 양쪽 다리를 앞으로 펴고 앉는다.
2 양발 간격을 골반 너비보다 넓게 벌리고 양손은 엉덩이 뒤 바닥을 짚는다.
3 다리 전체를 좌우로 흔들어서 양발을 안팎으로 빠르게 회전한다. 이때 양쪽 엄지발가락이 안쪽 바닥을, 양쪽 새끼발가락이 바깥쪽 바닥을 치게 한다.
4 약 30회 정도 하되, 가능하다면 더 해도 좋다.
5 횟수를 채웠다면 잠시 멈추고 다리에 느껴지는 감각에 주의를 기울인다.

주의 사항 | 만약 발가락을 바닥에 부딪치게 하기 어렵다면, 양발 사이 간격을 좁혀 양쪽 엄지발가락이 가볍게 부딪치게 한다. 양쪽 고관절에 불균형이 있다면 한 발은 안쪽으로 회전하는 것이 쉽고, 한 발은 바깥으로 회전하는 것이 쉬울 수 있다. 가급적 양발이 균등하게 회전하도록 집중해서 수련한다.

TIP | 하기 쉬워 보이는 것에 비해 다리 근육을 활기차게 사용하여 은근히 힘이 들 수 있다. 마치고 난 후에 발에 찌릿찌릿한 감각이 느껴지는 것이 마치 '전기놀이'를 했을 때를 연상하게 한다. 발끝 치기를 한 횟수가 많을수록 찌릿찌릿한 감각은 더 많이 느껴지며, 처음에는 발에서만 느껴지다가 수련할수록 점차 다리와 골반 근처까지 올라온다. 일시적인 감각이기 때문에 금세 사라지며, 순환이 될 때 생기는 느낌이니 염려할 필요는 없다.

03 소머리 자세-상체 회전하기(고무카 아사나 변형)

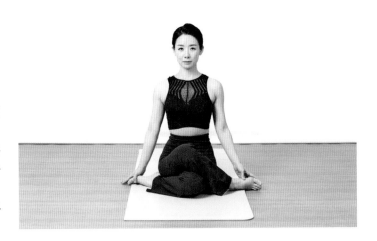

1 양쪽 다리를 서로 교차하여 오른쪽 무릎을 위에, 왼쪽 무릎을 아래쪽으로 포개어 앉는다.
2 양발은 각각 반대쪽 엉덩이 옆에 두되, 오른쪽 엉덩이가 바닥에서 뜨지 않게 바닥으로 누른다.
3 양손으로 발을 잡아 발이 움직이지 않도록 고정한다.

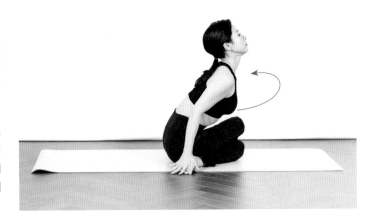

숨을 마시며 척추를 최대한 앞으로 밀었다가, 한쪽 방향으로 둥글고 크게 움직인다. 상체가 이동할 때 골반 바깥쪽 근육이 충분히 당길 만큼 느릿하게 회전한다. 자연스럽게 호흡한다.

주의 사항 | 익숙하지 않은 사람은 다리를 억지로 교차했을 때 골반과 허벅지 안쪽에 쥐가 날 수 있다. 쥐가 날 것 같으면 다리를 즉시 풀고 완전히 진정될 때까지 기다린다. 이후 다리를 느슨하게 교차해서 자세를 취한다.

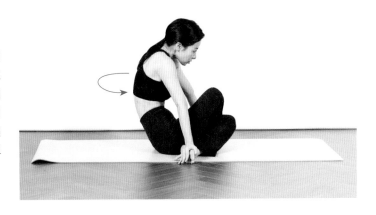

1 상체가 뒤로 갈 때는 등을 최대한 둥글게 말아준다.
2 5~10회 반복한다.

TIP | 소머리 자세는 골반 수축의 대표적인 자세로 골반 교정에 아주 좋다. 특히 산후 요가에도 빠지지 않는 단골 자세이며, 골반이 벌어져 하체 비만인 경우에도 추천된다. 골반 바깥쪽 근육의 긴장을 해소하는 데 효과적이어서, 고관절이 벌어지고 다리를 모아주는 근육이 약해 다리를 모으고 앉는 것이 잘 안 되는 경우에도 좋다.

04 소머리 자세-전굴(고무카 아사나)

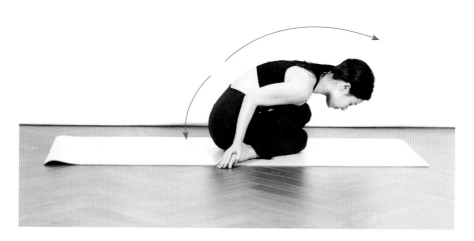

1 숨을 마시며 척추를 곧게 세우고 오른쪽 엉덩이가 바닥에서 뜨지 않게 누른다.
2 숨을 내쉬며 골반을 굽혀 상체를 앞으로 향하게 한다. 양쪽 팔꿈치는 구부려 몸통에 붙인다.
3 아랫배, 윗배, 가슴의 순으로 허벅지와 맞붙게 하고, 가슴뼈가 무릎에 닿으면 지그시 누른다.
4 시선은 바닥을 보고, 뒷목을 길게 늘인다.
5 자세를 유지한 채 5회 호흡한다.
6 숨을 마시며 고개를 들고 척추를 편 상태로 천천히 상체를 일으킨다.

↻ **다리를 바꿔 소머리 자세-상체 회전하기와 전굴(148~149페이지)을 동일하게 실행한다.**

<u>무릎을 포개기가 어렵다면</u>

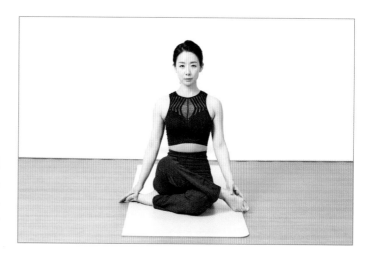

양쪽 무릎을 포개는 것이 잘 안 되는 수련자가 의
외로 많다. 그런 경우에는 무릎을 느슨하게 올리고,
반대쪽 엉덩이 아래에 담요를 말아서 받친다. 단,
이렇게 자세를 했을 때 엉덩이 옆 부분이 당기는
자극은 있어야 한다.

<u>05</u>　반비틀기 자세(아르다 마첸드라 아사나)

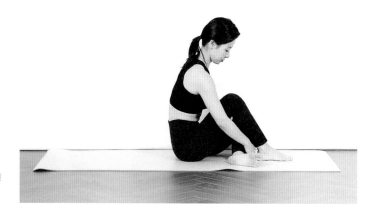

오른쪽 다리를 세우고, 왼발을 오른쪽 발목 뒤로 넣어 엉덩이 쪽으로 당긴다.

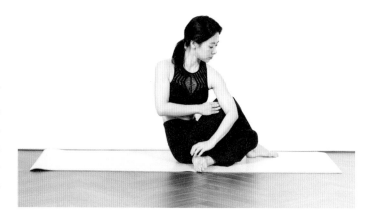

1　오른발을 왼쪽 무릎 바깥쪽으로 넘겨 짚는다.
2　숨을 마시며 상체를 오른쪽으로 틀어 왼쪽 팔을 오른쪽 다리 너머로 넘긴다. 이때 오른손으로 오른쪽 다리를 밀면서, 왼쪽 겨드랑이가 오른쪽 무릎에 닿을 정도로 깊게 끼운다. 만일 왼팔을 다리 밖으로 넘길 때 오른쪽 엉덩이가 뜨거나 몸이 기울어진다면 왼팔을 다리 밖으로 넘기는 대신, 다리를 끌어안는다.

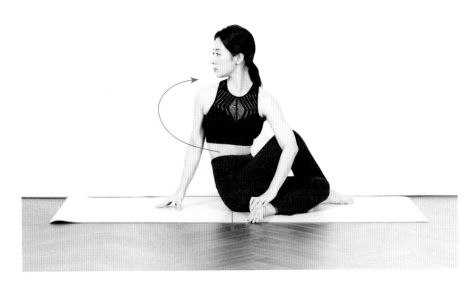

1 왼손을 왼발 위에 얹고, 오른손은 등 뒤 바닥을 짚는다. 오른쪽 엉덩이가 바닥에서 뜨지 않도록 바닥을 향해 누른다.

2 숨을 내쉬며 오른손으로 바닥을 밀어 상체를 오른쪽으로 더 회전하여 척추를 비튼다. 날숨 끝에는 왼팔로 다리를 더욱 밀고, 아랫배를 최대한 쥐어짜며 척추를 나선형으로 깊게 비튼다.

3 바닥에 닿아 있는 엉덩이, 허벅지, 발로 바닥을 누르며 척추를 위쪽으로 곧게 편다. 양쪽 어깨를 바닥 쪽으로 끌어 내려 귀와 멀어지게 한다.

4 5회 호흡한다.

5 숨을 마시며 고개를 돌려 앞을 보고, 다리를 풀며 숨을 내쉰다.

↻ **자세를 바꿔 반대 방향으로 실행한다.**

주의 사항 | 비틀기 자세들은 척추 마디를 하나씩 회전하며, 척추 사이사이를 이어주는 섬세한 근육들을 자극하고 늘인다. 그러므로 무리하게 힘을 가하여 척추를 비틀려고 하면 척추 근육을 미세하게 손상시키거나, 옆구리와 어깨 근육의 경직을 불러올 수 있다. 들숨에 살짝 힘을 빼고 날숨에 좀 더 비트는 방식으로, 호흡에 맞춰 부드럽게 움직이도록 한다.

TIP | 반비틀기 자세는 틀어진 골반을 교정하는 효과가 좋다. 골반이 틀어지면 한쪽 엉덩이 측면 근육이 더 경직되기 쉬운데, 이 자세는 세워놓은 다리와 같은 쪽 엉덩이 측면 근육을 늘인다. 즉 한쪽 엉덩이 측면 근육의 경직을 해소한다. 좌우를 비교해서 불균형이 있는지 확인하고, 잘 안 되는 쪽을 잘 되는 쪽에 비해 약간 더 오래 하거나, 1회 더 실행하면 교정 효과가 더 빠르게 나타난다. 단 엉덩이 근육뿐만 아니라 다른 여러 부위에도 고루 영향을 주므로, 잘 안 되는 쪽을 지나치게 많이 하면 또 다른 곳에서 불균형을 일으킬 수 있으니 과하게는 하지 않는다.

06   양쪽 다리 포갠 자세-전굴

1 앉아서 양쪽 다리를 앞으로 가져가 양쪽 무릎
   을 세운다.
2 왼쪽 다리를 구부려 바닥에 눕힌다. 이때 발과
   무릎이 일직선이 되게 한다. 발뒤꿈치를 내밀
   며 발날로 바닥을 민다.
3 오른쪽 다리를 구부려 왼쪽 다리 위에 나란히
   포갠다. 가급적 오른쪽 무릎이 왼쪽 발뒤꿈치
   위에, 오른발이 왼쪽 무릎 위에 올라오게 맞추
   고 오른쪽 발뒤꿈치를 민다.

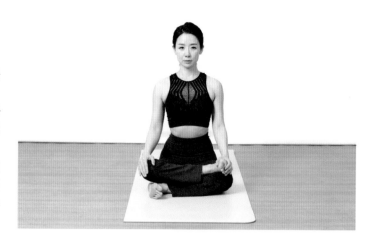

1 숨을 마시며 척추를 펴고, 양쪽 팔꿈치를 오른
   쪽 무릎과 발 위에 각각 올린다.
2 양손은 가볍게 깍지를 끼고, 어깨가 귀 옆으로
   올라가지 않도록 주의한다.
3 숨을 내쉬며 허리를 반듯이 펴서 아랫배부터
   천천히 상체를 숙인다.

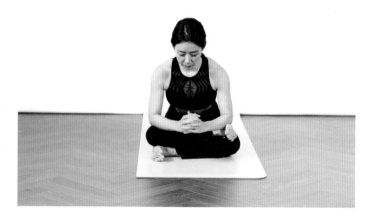

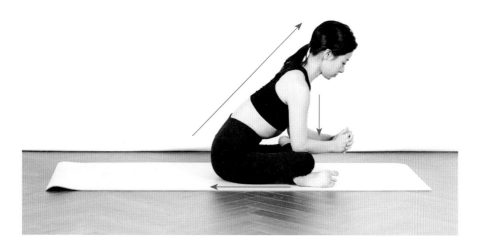

1 팔꿈치로 발과 무릎을 지그시 누른다. 엉덩이를 뒤로 밀어주며, 동시에 배꼽이 다리 사이 삼각형 모양의 바닥에 닿는다고 생각한다.

2 당기는 느낌에 주의를 기울이며 깊이 호흡한다. 만일 당기는 부위가 서서히 이완되어 편안해진다면 좀 더 깊게 상체를 숙이고, 반대로 참기 어려우면 상체를 약간 일으킨다. 이렇게 자극의 강도를 자신의 몸과 컨디션에 맞추어 조절하며 자세를 유지한다.

3 5회 호흡하며 자세를 유지한다.

4 충분히 스트레칭을 하였다면 들숨에 천천히 상체를 일으켜 다리를 풀어준다.

🔄 **자세를 바꿔 반대 다리로 실행한다.**

주의 사항 | 아랫배부터 내려가야 하며, 이때 등만 구부러지지 않도록 주의한다. 또한 왼발이 엉덩이 쪽에 가까이 있거나, 오른발이 왼쪽 종아리 쪽으로 미끄러져 내려가지 않게 한다. 반대쪽도 마찬가지이다. 그렇게 되면 엉덩이 근육의 긴장을 이완하고 골반을 교정하려는 효과가 없다.

TIP | 개인차가 있지만 이 자세는 엉덩이 측면이 매우 당긴다. 엉덩이 근육이 경직되면 허리 근육을 잡아당겨 허리 근육이 피로해지며 긴장하게 된다. 때문에 이 자세는 골반 교정은 물론, 요통 완화에도 꽤 효과가 좋은 편이다. 이 자세를 하고 난 직후에 '시원하다'라고 표현하는 경우가 많다. 꾸준히 하면 골반 바깥쪽 군살 정리에도 도움이 된다. 만일 어느 한쪽이 현저하게 당기거나 불편하다면, 그 자세로 좀 더 오래 유지하거나 한 번 더 해주는 것도 골반 교정에 효과적인 방법이다.

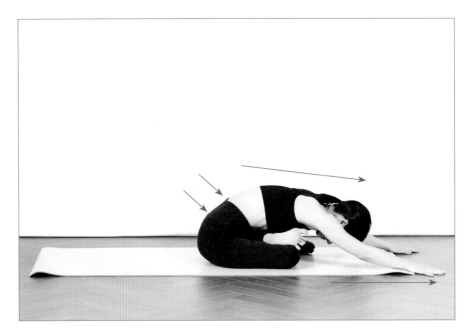

자세가 많이 불편하지 않다면 손을 멀리 앞으로 내밀어 짚는다. 숨을 깊게 내쉬며, 골반을 깊이 접어 상체 전체가 다리와 맞붙게 한다. 어깨가 긴장하여 귀 옆으로 올라가지 않도록 주의하고, 자극을 그대로 느낀다.

07 현 자세-측면 늘이기

1 오른쪽 무릎을 오른쪽 바깥으로 구부려 눕히고, 왼쪽 무릎을 뒤로 구부려 발이 엉덩이 옆에 오게 해서 앉는다. 이때 왼쪽 발목을 구부려 왼발의 안쪽 발날이 바닥에 닿게 한다. 왼쪽 엉덩이가 바닥에 닿지 않는다면 오른쪽 엉덩이 아래에 담요를 두툼하게 깔아 양쪽 골반의 높낮이를 맞춘다.

2 양쪽 엉덩이를 바닥으로 누르며 척추를 곧게 편다.

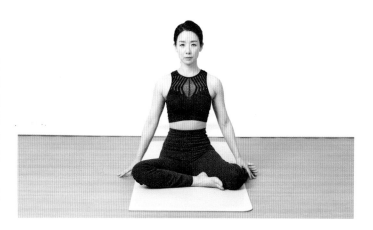

1 주먹을 쥐고 왼쪽 골반 측면을 두드린다.

2 8~10회 정도 두드린 후 상체를 일으켜 바로 세운다.

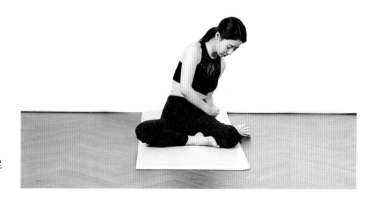

1 숨을 마시며 왼손을 왼쪽 바닥에 짚고, 오른손을 위로 들어 올린다.

2 오른쪽 어깨와 가슴을 살짝 뒤로 젖히듯 활짝 편다.

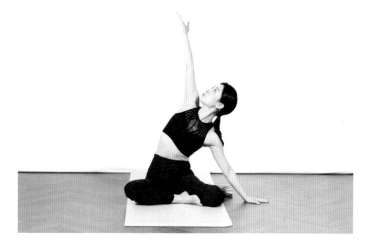

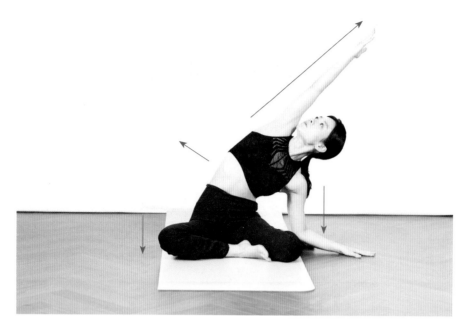

1 숨을 내쉬며 왼쪽 팔꿈치를 구부려 상체를 왼쪽으로 기울인다.

2 오른쪽 겨드랑이와 옆구리가 천장과 마주보게 하고, 왼쪽 어깨와 가슴이 뒤로 빠지지 않도록 앞으로 민다. 오른손 끝으로 벽을 민다고 생각하며 길게 뻗는다.

3 자세를 유지하며 5회 호흡한다.

4 들숨에 오른팔을 다시 위로 들고, 왼팔을 펴면서 천천히 상체를 일으킨다. 날숨에 오른손을 내려놓는다.

주의 사항 | 고관절의 위치가 틀어진 수련자는 뒤로 구부린 쪽의 무릎과 발목이 많이 불편할 수 있다. 통증이 있어 발목을 구부리기가 어렵다면, 발목을 펴고 발등을 바닥에 댄다.

자세가 많이 어렵다면

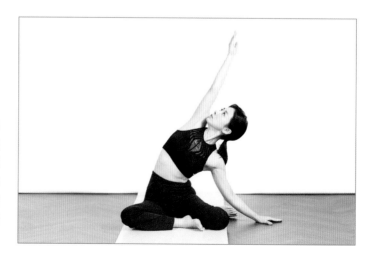

골반의 상태에 따라 몸이 뒤로 넘어가거나, 왼쪽 엉덩이가 들릴 수 있다. 또는 오른쪽 옆구리가 지나치게 당길 수도 있다. 그런 경우에는 상체를 깊게 기울이기보다는 양쪽 엉덩이를 바닥에 지그시 누르면서 오른팔을 사선으로 쭉 뻗어주도록 한다. 양쪽 엉덩이가 바닥에 더 잘 밀착되도록 왼손으로는 바닥을 민다.

08 현 자세-비틀기

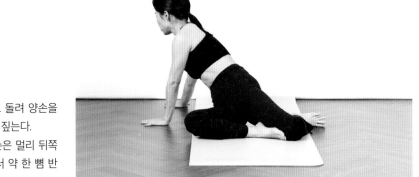

1 숨을 마시며 상체를 오른쪽으로 돌려 양손을 오른쪽 다리 너머로 보내 바닥을 짚는다.
2 왼쪽 골반을 들어 올리며 오른손은 멀리 뒤쪽을 짚고, 왼손은 오른쪽 골반에서 약 한 뼘 반 정도 떨어진 곳을 짚는다.

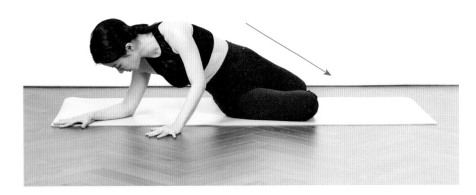

1 숨을 내쉬며 오른쪽 팔꿈치를 구부려 상체를 바닥 가까이 숙인다.
2 시선은 오른손이나 바닥을 보며 왼쪽 다리가 골반에서부터 길어진다고 생각하면서 왼쪽 무릎을 바닥으로 누른다.
3 자세를 유지한 상태에서 5회 호흡한다.
4 숨을 마시며 양쪽 팔꿈치를 펴 상체를 일으키고 숨을 내쉬며 돌아간다.

TIP | 왼쪽 골반의 앞과 옆이 당기는 자세이다. 어느 한쪽의 당김이 반대쪽에 비해 훨씬 크다면, 당김이 심한 쪽 다리 길이가 짧아졌을 가능성이 있다. 골반 쪽으로 다리뼈를 잡아당기는 긴장이 반대쪽 다리에 비해 강하기 때문이다. 이 자세가 많이 불편한 수련자는 깊게 호흡하면서 강도를 서서히 높인다. 불편할수록 충분한 수련을 권한다.

09   현 자세-후굴

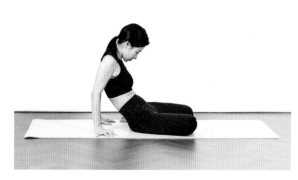

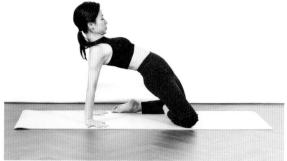

1 양손을 엉덩이 뒤에 짚고 손끝이 엉덩이 쪽을 향하게 한다. 손
   목이 약하거나 어깨가 많이 경직된 수련자는 양쪽 손끝이 각
   각 바깥을 향하도록 짚는다.
2 왼쪽 발목을 펴 발등을 바닥에 대고, 턱을 내려 목 쪽으로 살짝
   당긴다.

1 숨을 마시면서 골반을 들어 올린 후 앞으로 민다.
2 아랫배와 엉덩이 근육은 수축한다.
3 양손으로 강하게 바닥을 밀고, 어깨를 뒤로 젖힌다.

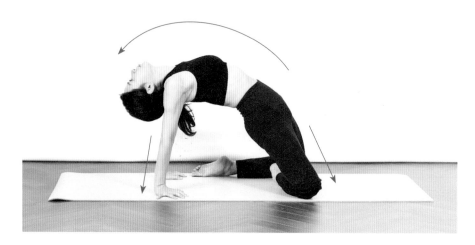

1 고개를 자연스럽게 뒤로 젖히며 가슴을 활짝 펴고 무릎을 바닥으로 민다.
2 5회 호흡한다. 그동안 팔을 곧게 펴고 바닥을 계속 밀면서 등과 엉덩이, 아랫배는 조인 상태를 유지
   한다. 몸의 앞부분을 최대한 확장한다.
3 숨을 내쉬며 아랫배를 조이고 천천히 엉덩이를 바닥에 내려놓는다.
4 고개는 중간에 들지 말고, 엉덩이를 바닥에 내려놓은 다음 척추를 세우는 마지막에 천천히 바로한다.

   ↻ 반대 다리로 현 자세-측면 늘이기, 비틀기, 후굴(155~158페이지)을 순서대로 실행한다.

   주의 사항 | 목이 불편한 수련자는 고개를 뒤로 넘기지 말고 턱을 쇄골 쪽으로 당긴 상태에서 자세를 유
   지한다.

<u>10</u> 박쥐 자세-회전하기(우파비스타 코나 아사나 변형)

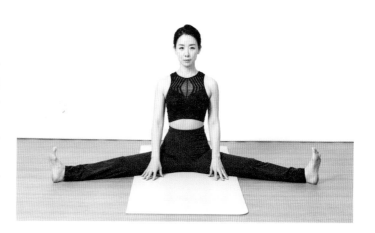

1 다리를 좌우로 넓게 펼쳐 앉는다. 90도 이상 최대한 넓게 간격을 두되, 양쪽 엉덩이와 허벅지가 바닥에서 떨어지지 않고 척추를 반듯하게 펴고 앉을 수 있는 정도까지만 펼친다.
2 허벅지와 골반이 만나는 라인이 양쪽 모두 같은 각도인지 체크하고 만일 같지 않다면 다리가 벌어진 각도를 줄여 똑같이 맞춘다. 어느 한쪽 엉덩이가 들린다면 양쪽 다리 사이의 각도를 줄여 양쪽 엉덩이 모두 바닥에 닿게 한다.

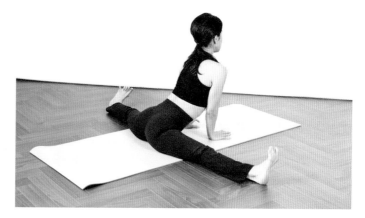

1 양쪽 발뒤꿈치를 멀리 밀어내면서 발끝을 몸쪽으로 당겨 종아리와 다리 안쪽을 적극적으로 늘인다. 발끝을 몸 쪽으로 당기기는 박쥐 자세를 하는 동안에 지속한다.
2 양손으로 앞쪽 바닥을 짚는다.

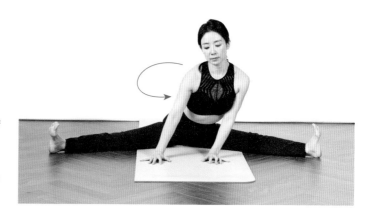

1 숨을 마시며 상체를 앞쪽으로 보내 한쪽 방향으로 천천히 회전한다.
2 자연스럽게 호흡한다.
3 상체가 앞으로 갈 때는 가슴을 내밀고 등을 펴고 아랫배가 바닥에 가까워지게 한다.

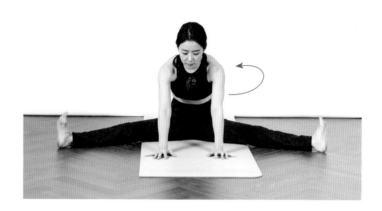

1 상체가 뒤로 갈 때는 등을 최대한 둥글게 말아 뒤로 밀며, 골반을 안으로 감는다.

2 5~8회 반복 후 처음 자세로 돌아가 척추를 곧게 세운다.

↻ **반대 방향으로 동일하게 실행한다.**

TIP | 위에서 내려다보았을 때 크게 원을 그린다고 생각하면서 회전하면 좀 더 수월하게 할 수 있다.

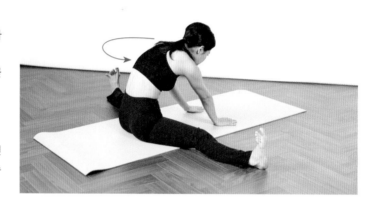

<u>11</u>   박쥐 자세-전굴(우파비스타 코나 아사나)

1 등을 펴고 양쪽 발끝을 몸 쪽으로 당긴 상태에
   서 숨을 마시며 양손을 앞으로 내밀어 짚는다.
2 어깨가 귀 옆으로 올라가지 않도록 아래를 향
   해 끌어 내린다. 시선은 양손 사이 바닥을 향
   한다.

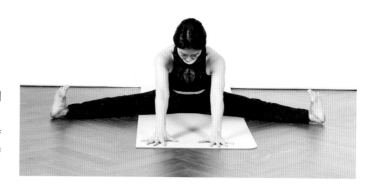

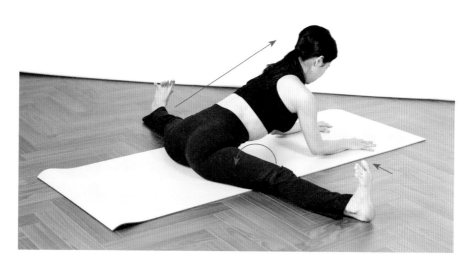

1 숨을 내쉬며 팔꿈치를 굽혀 아랫배부터 천천히 바닥을 향해 숙인다.
2 상체를 앞으로 숙이는 동안 발이 골반을 따라 앞으로 기울어지지 않게 발끝을 최대한 세운다. 무릎
   위 허벅지 근육을 수축하여 바깥으로 회전한다.
3 5회 깊게 호흡하면서 자세를 유지한다.
4 숨을 마시며 손으로 바닥을 밀고 상체를 일으킨다.

   주의 사항 | 골반이 안으로 말리고 허리가 뒤로 빠진 채 등을 구부려 내려가지 않도록 주의한다.

**고급 자세
시도하기**

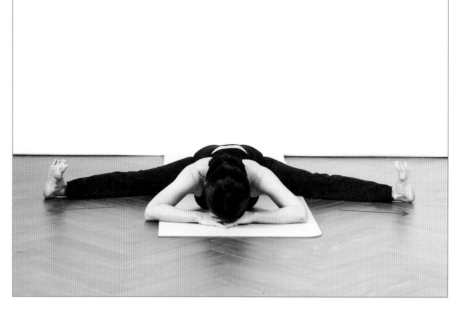

좀 더 상체를 바닥에 가깝게 할 수 있다면, 손을 더 멀리 앞쪽에 짚어 아랫배, 윗배, 가슴을 순차적으로 바닥에 닿게 한다. 양손을 펴 이마 아래에 받치고 호흡한다. 어깨에 긴장이 들어가지 않도록 주의한다.

주의 사항 | 절대로 무리해서 하지 않는다. 다리 안쪽 근육의 부상이 은근히 많은 자세이다. 특히 무릎 안쪽에 가늘고 긴 근육의 부상이 잦은 편으로, 무릎 안쪽에 예리한 통증이 느껴진다면 상체를 더 일으켜 세운다. 골반 안쪽의 긴장을 해소하는 것만으로도 골반 교정에는 충분한 효과가 있다.

골반이 말리고 허리가 뒤로 빠진다면

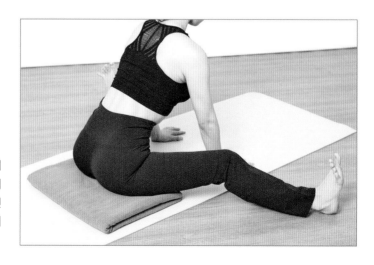

다리를 좌우로 펼치고 앉는 것만으로도 바로 앉기가 어려운 수련자는 담요를 두툼하게 접어 엉덩이 아래에 받친다. 엉덩이의 높이가 발보다 높게 되면 허리를 펴기가 좀 더 수월하다. 여기서 무릎 안쪽이 지나치게 당긴다면 무릎을 약간 굽힌다.

12   박쥐 자세-측면 늘이기(우파비스타 코나 아사나 변형)

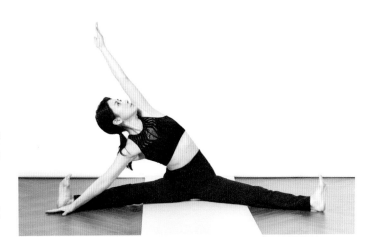

1   오른손으로 오른발 안쪽 바닥을 짚는다. 양쪽 발뒤꿈치를 내밀고, 양쪽 발끝은 몸 쪽으로 당긴다.

2   숨을 마시며, 왼팔을 들어 올린다.

3   왼쪽 옆구리와 가슴이 천장과 마주보도록 뒤로 젖힌다. 시선 역시 천장을 향한다.

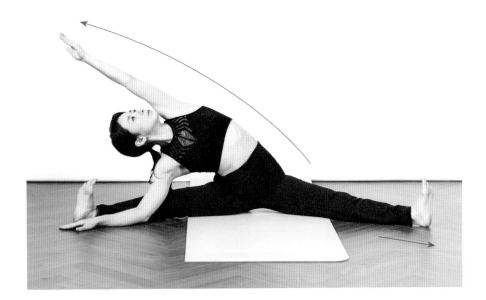

1   숨을 내쉬며 상체를 오른쪽으로 깊게 기울이고, 오른쪽 팔꿈치를 구부려 무릎 안쪽 바닥에 댄다.

2   왼쪽 어깨와 오른쪽 어깨가 위아래로 수직이 되도록 상체 왼쪽은 뒤로 젖히고, 오른쪽 어깨와 가슴을 앞으로 민다.

3   왼쪽 엉덩이가 들리지 않도록 바닥으로 꾹 누른다.

4   왼쪽 허리 아래부터 왼쪽 손끝까지 측면을 길게 늘이며 확장한다.

5   자세를 유지하며 5회 호흡한다.

6   숨을 마시며 왼팔을 위로 들어 올리고 상체를 함께 일으킨 후, 숨을 내쉬며 팔을 내려놓는다.

    ↻ **반대 방향으로 동일하게 실행한다.**

주의 사항 | 무리해서 상체를 깊이 기울이지 않는다. 상체가 기우는 쪽의 다리 안쪽이 당기는 자세이지만, 무릎 안쪽에 마치 끊어질 듯이 당기는 통증이 있다면 상체를 약간 든다. 자세가 크고 깊은 것이 좋은 것만은 아니다. 목이 많이 불편하고 아프다면 앞을 본다.

고급 자세
시도하기

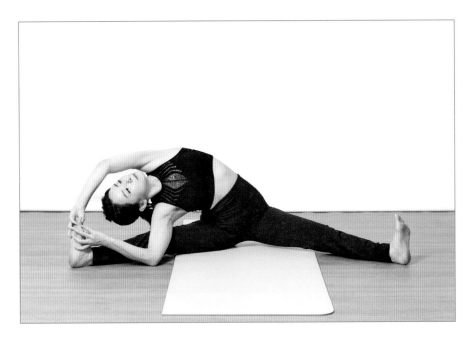

조금 더 가능하다면 오른쪽 손바닥으로 오른발 발바닥을 감싸듯이 잡고, 왼손으로 왼발 바깥쪽 발날을
잡는다.

13   개구리 자세-왕복(만두카 아사나 변형)

1 몸을 옆으로 돌려 양손으로 바닥을 짚고 무릎을 구부린 상태에서 다리를 좌우로 펼친다.
2 양쪽 발목을 ㄱ자로 구부려 발목 안쪽을 바닥에 닿게 한다.
3 양쪽 팔꿈치를 구부려 어깨너비의 간격으로 벌려 바닥에 대고, 양손은 깍지를 낀다.
4 무릎을 바깥쪽으로 조금씩 열어 골반을 바닥에 가깝게 낮춘다. 아래팔로 단단히 지지한다.
5 아랫배를 수축하여 허리가 움푹 꺼지지 않도록 지지한다.
6 팔꿈치와 아래팔로 바닥을 밀고 가슴을 들어 올린다. 어깨가 귀 옆으로 올라가지 않도록 한다.

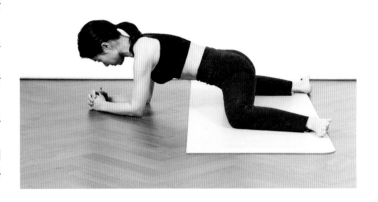

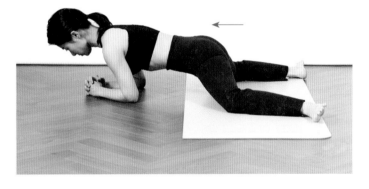

1 아래팔과 아랫배의 수축으로 상체를 단단히 지지한 다음, 자연스럽게 호흡하면서 상체를 천천히 앞뒤로 움직인다. 호흡을 하다 보면 들숨에 앞으로, 날숨에 뒤로 움직이는 것이 한결 수월할 것이다.
2 골반 안쪽 근육과 고관절을 감싼 근육이 당기는 감각에 집중하면서, 5~10회 정도 반복한다.

주의 사항 | 허리가 뒤로 젖혀져 아랫배가 튀어나오고 골반이 들리게 되면 별 효과가 없게 된다. 반드시 아랫배를 수축하고 꼬리뼈를 안으로 감아서 허리가 푹 꺼지는 것을 방지한다.

TIP | 몸이 뒤로 움직일 때 골반 안쪽 근육들이 많이 당기고, 골반을 높여 불편함을 없애고자 하는 반사적 움직임이 일어날 수도 있다. 골반 안쪽의 경직을 해소하는 과정이므로, 불편함을 피하려 하지 말고 몸의 느낌을 가만히 지켜보자.

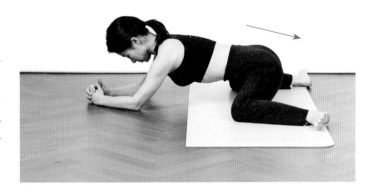

<u>14</u>   개구리 자세(만두카 아사나)

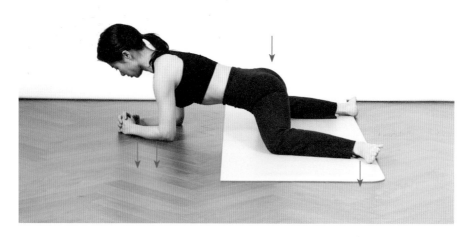

1   숨을 마시며 골반과 무릎이 일직선상에 있게 하고, 어깨 바로 아래에 팔꿈치가 위치한 상태에서 멈춘다.

2   팔로 바닥을 밀고, 발날로 바닥을 밀어낸다.

3   숨을 내쉬며 골반을 조금 더 바닥으로 낮춘다. 많이 당긴다면 그냥 그대로 있는다.

4   5회 깊게 호흡한다.

<u>15</u>   무릎 구부린 코브라 자세(부장가 아사나 변형)

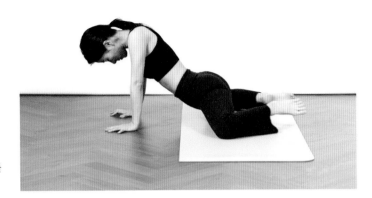

1   팔꿈치를 펴고 양손으로 바닥을 짚는다.
2   무릎은 그대로 두고, 양발을 모아 발뒤꿈치를
    붙인다.

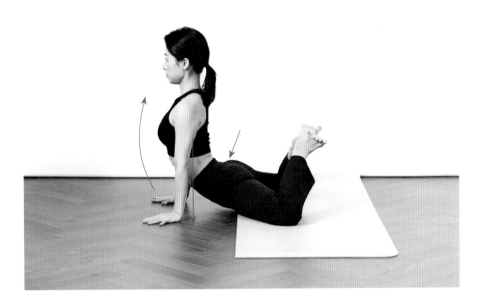

1   한 차례 숨을 내쉰 후 숨을 마시며 상체를 세운다.
2   아랫배와 엉덩이 근육을 수축한 후 골반을 바닥으로 지그시 누른다.
3   양쪽 발뒤꿈치가 벌어지지 않게 서로 꾹 누른다.
4   가슴을 앞으로 밀고 팔과 어깨를 아래로 뻗어 어깨와 귀가 멀어지게 한다.
5   시선은 정면을 응시한다.
6   허벅지 안쪽부터 골반 앞을 지나 가슴까지 길게 늘어나며 자극되는 감각에 집중한다.
7   5회 호흡한다.

**고급 자세
시도하기**

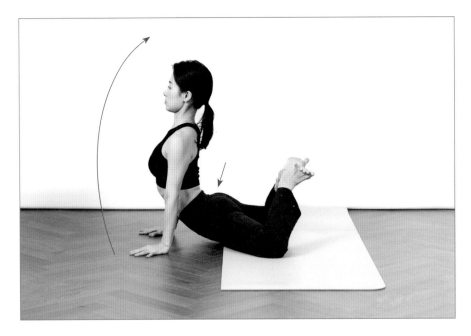

가능하다면 등을 더 뒤로 젖힌다. 가슴뼈를 앞으로 밀고, 어깨와 등은 뒤를 향하게 한다. 아랫배와 엉덩이
근육을 수축하여 허리를 보호해야 한다. 시선은 약간 위쪽을 향한다.

<u>16</u> 아기 자세(발라 아사나)

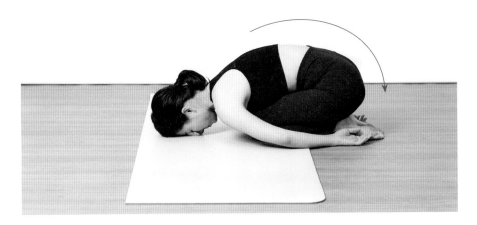

1 숨을 내쉬며 엉덩이를 들고 발을 푼다.
2 양쪽 무릎과 발을 모은 후 상체를 뒤로 밀어 엉덩이가 발뒤꿈치에 닿게 하여 웅크린 자세를 만든다.
3 이마를 바닥에 대고 양팔을 뒤로 보낸다.
4 양손은 발 옆에 두고 손바닥이 위를 향하게 한다.
5 상체의 모든 긴장을 풀고 팔도 늘어뜨린 후 5~10회 정도 호흡한다.

TIP | 만일 자세가 불편하다면, 이마 아래에 블록을 받치거나 양손으로 주먹을 쥐고 받쳐준다.

2
등과 허리 강화 요가

Theraphy Yoga

등과 허리 강화 요가
QR코드

척추의 주춧돌인 골반의 균형을 잡았다면, 이제 주춧돌 위의 기둥인 척추 건강을 살펴볼 때다. 직립 생활을 하는 인간 신체는 위아래로 세워져 있는 특성상, 네발로 다니는 다른 포유류에 비해서 중력의 영향을 훨씬 많이 받는다. 때문에 척추 질환도 다양하다.

모든 건강이 그러하듯 척추의 건강 역시 삶의 질과 직결된다. 척추 질환이 있으면 일상에서 많은 부분에 영향을 받게 되고, 통증 등으로 불편함을 겪을 수밖에 없다. 당장 통증은 없더라도 척추 건강에 좋지 않은 자세는 장기적으로 몸 전체의 건강에 안 좋은 영향을 주며, 미용 면에서도 도움이 되지 않는다. 등이 둥글게 말리고 거북목이 된 경우를 떠올려보자. 구부정하고 턱이 앞으로 나와 괜히 나이 들어 보이거나 자신감 없어 보일 수 있다.

척추의 건강은 몸통 중심부의 근육 상태가 좌지우지한다고 해도 과언이 아니다. 왜냐하면 뼈는 스스로 움직이는 것이 아니라 근육에 의해 움직이고 변형되는 것이기에 척추를 둘러싼 근육의 상태는 척추의 모양에 직접적인 영향을 준다. 또 하나, 근육은 뼈에 실리는 체중을 나누어 짊어지는 역할을 한다. 따라서 등과 허리, 그리고 복부와 같은 몸통 중심부의 근육이 건강해야 척추(특히 요추)에 실리는 체중의 부담을 한결 줄이고 바른 자세를 유지할 수 있다.

몸통 중심부를 둘러싸고 있는 복부 근육은 앞에서, 등과 허리 근육은 뒤에서 서로 길항 작용을 하며 척추를 지지한다. 복부 근육들은 몸을 앞으로 굽히는 데에 작용하고 뒤로 젖힐 때 넘어가지 않도록 앞에서 잡아준다. 반면 척추를 직접 둘러싸고 있는 등과 허리 근육들은 몸을 뒤로 당겨 세운다. 등과 허리 근육은 엉덩이근과 연계되어 척추를 지지한다. 반면 복부 근육들은 장요근이라는 자세 근육, 그리고 앞쪽 허벅지 근육과 함께 작용한다. 이들을 합쳐 부르는 단어가 익히 잘 알려진 '코어 머슬(core muscle)'이다. 단어 그대로 인체 중심부에 위치해 척추를 세우고 인체가 힘을 발하도록 만드는 핵심 근육들이다.

등과 허리를 튼튼히 하기 위해서는 이들 몸통 중심부를 고루 단련시켜주는 것이 필요하다. 등과 허리 강화 요가에서는 이 중심부 근육들, 특히 상체 후면부와 측면 근육에 초점을 맞춘다.

등과 허리 강화 요가 시퀀스와 자세

먼저 상체를 원활히 움직이게 한 후 차츰 몸의 뒤쪽 근육들을 단련시키는 방식으로 흘러간다. 이 시퀀스의 초기 자세들은 비교적 쉽게 따라 할 수 있으며 무겁고 찌뿌드드한 어깨와 등, 허리를 풀어준다. 일상에서 몸이 무겁고 머릿속이 개운치 않을 때 가볍게 체조 삼아 하기에도 좋다.

이후에 이어지는 시퀀스는 상체를 뒤로 당기는 자세들로 이루어져 있다. 신체를 뒤로 당기는 자세들은 엉덩이와 척추를 둘러싼 근육을 주동적으로 사용한다. 몸의 뒷면을 둘러싼 이들 큰 근육의 단련은 몸 전체의 힘을 증진시킨다. 마지막으로 신체 앞뒤 균형을 맞추기 위해 등과 허리의 길항근인 복부를 튼튼히 하고 몸의 뒤쪽을 스트레칭하는 자세로 마무리한다.

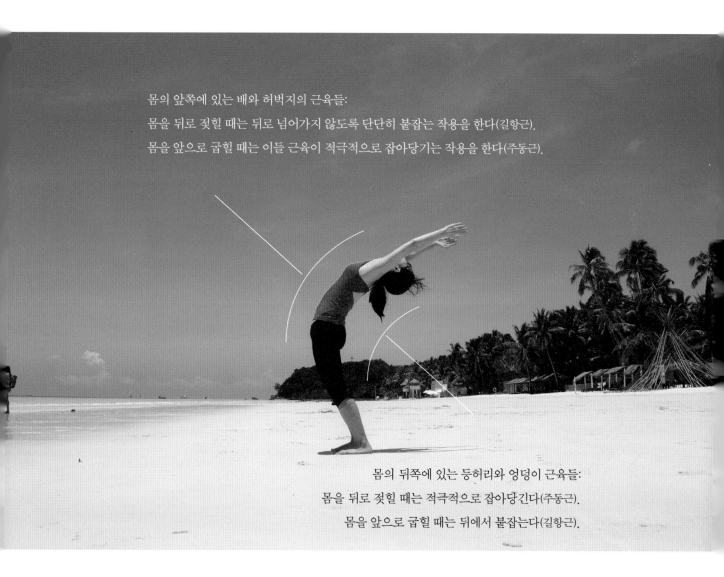

몸의 앞쪽에 있는 배와 허벅지의 근육들:
몸을 뒤로 젖힐 때는 뒤로 넘어가지 않도록 단단히 붙잡는 작용을 한다(길항근).
몸을 앞으로 굽힐 때는 이들 근육이 적극적으로 잡아당기는 작용을 한다(주동근).

몸의 뒤쪽에 있는 등허리와 엉덩이 근육들:
몸을 뒤로 젖힐 때는 적극적으로 잡아당긴다(주동근).
몸을 앞으로 굽힐 때는 뒤에서 붙잡는다(길항근).

등과 허리 강화 요가 시퀀스

1. 편안히 앉은 자세-상체 회전하기

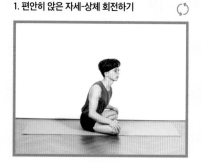

2. 앉은 소·고양이 자세-등 조이기

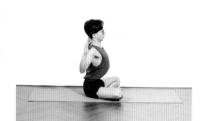

3. 앉은 소·고양이 자세-등 늘이기

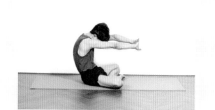

7. 호랑이 자세

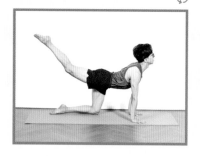

8. 엎드린 휴식 자세

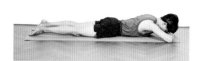

9. 한 발 든 메뚜기 자세

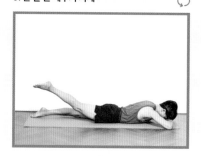

13. 누워서 무릎 펴 당기기

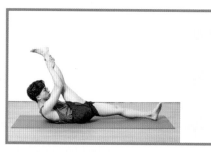

14. 악어 자세-뒷발 잡기

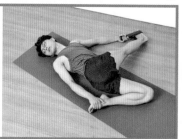

15. 나비 자세-구르기

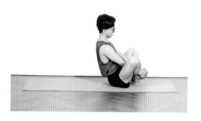

4. 앉은 소·고양이 자세-비틀기 ↻

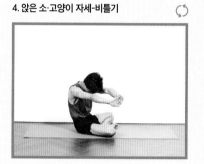

5. 어깨 열기

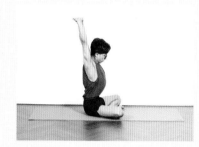

6. 편안히 앉은 자세-비튼 전굴 ↻

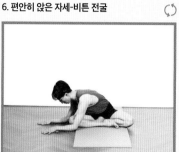

10. 양발 든 코브라 자세

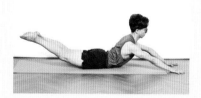

11. 아기 자세

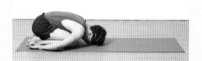

12. 다리 자세

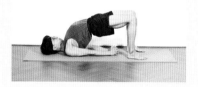

16. 송장 자세

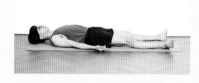

01 편안히 앉은 자세-상체 회전하기(수카 아사나 변형)

1 무릎을 구부리고 양쪽 발등을 바닥에 닿게 눕혀서 앉는다. 이때 한쪽 발을 앞쪽에 두었을 때 반대쪽 발이 앞쪽에 있을 때보다 불편함이 느껴지면 약간 불편한 쪽을 앞에 오도록 앉는다.

2 척추는 반듯하게 펴고, 양손은 무릎 위에 얹는다.

3 잠시 앉아서 10회 정도 호흡하며, 호흡을 바라본다.

   TIP | 98페이지 벨트 요가의 편안히 앉은 자세를 참조한다. 자세가 불편하다면 29페이지 또는 204페이지를 참조한다.
   불편한 쪽으로 앉되, 불편함이 지속된다면 한 번씩 다리를 바꿔준다. 이어지는 자세들은 계속 이 앉은 자세 상태에서 행하게 되는데, 중간중간 다리를 바꿔 앉아서 하는 것이 좋다.

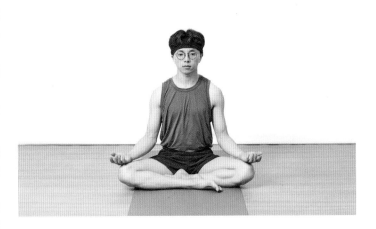

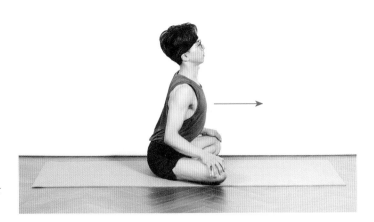

양손으로 무릎을 잡고 숨을 마시며 척추를 최대한 앞으로 민다.

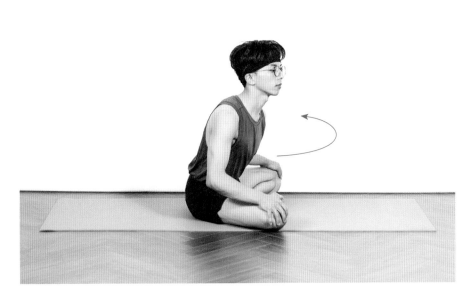

상체를 한쪽 방향으로 크게, 천천히 회전한다.

1 상체가 뒤로 갈 때는 등을 최대한 둥글게 말고, 꼬리뼈가 안으로 말리게 한다.

2 5~10회 반복해서 회전한다. 호흡은 자연스럽게 한다.

TIP | 148페이지 골반 교정 요가의 소머리 자세-상체 회전하기를 참조한다. 앉아 있는 다리 모양만 다를 뿐 방식은 동일하다.

↻ 반대 방향으로 실행한다.

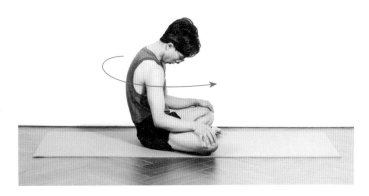

02 앉은 소·고양이 자세-등 조이기(마르자리 아사나 변형)

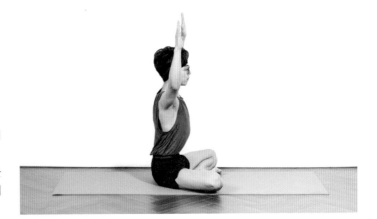

1 척추를 세우고, 숨을 마시며 양팔을 위로 들어
   올린다.
2 팔꿈치를 약간 구부린 채로 손바닥이 정면을
   향하게 한다. 양손의 간격은 양쪽 팔꿈치 사이
   의 간격과 동일하다.

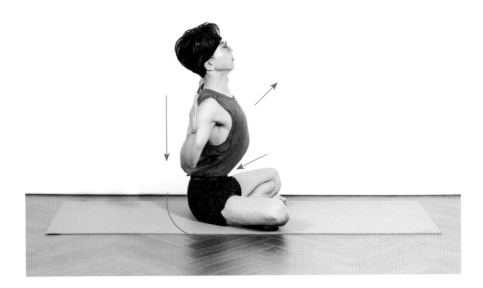

1 숨을 내쉬며 팔꿈치를 아래로 당겨 내리며 뒤로 모은다. 손바닥이 정면을 향하게 한다.
2 아랫배를 조이고, 고개를 약간 들어 위를 바라본다. 가슴을 활짝 편다.
3 날개뼈 사이를 최대한 좁히면서 아래쪽으로 끌어 내린다.
4 팔꿈치를 당겨 내려올수록 골반이 앞으로 기울어질 수 있다. 골반이 앞으로 기울지 않도록 꼬리뼈를
   앞으로 당기며 엉덩이를 바닥으로 누른다. 아랫배도 조인다.
5 들숨에 팔을 들어 올리고, 날숨에 팔을 내려 등을 조이기를 5~10회 반복한다.
6 숨을 마시며 양손을 앞으로 내민다.

정확히 하고 있는지 확인하려면

이 자세를 정확히 실행했을 때 날개뼈 사이의 근육
이 수축하여 등뼈와 날개뼈 사이의 조여듦이 느껴
진다. 동시에 복부 근육이 수축하면서 몸이 뒤로 넘
어가지 않도록 단단해지고, 등허리 아래쪽의 넓은
부위 근육이 서서히 조여드는 느낌이 있다. 이러한
감각이 느껴지는지 확인한다.

만일 이런 느낌들이 전혀 없다면, 등을 잡아주는 근
육들의 단련 효과는 없이 그저 움직임을 반복하는
것일 뿐이다. 날개뼈와 등허리의 느낌에 집중하면
서 자세를 정확히 하려는 시도를 해야 한다.

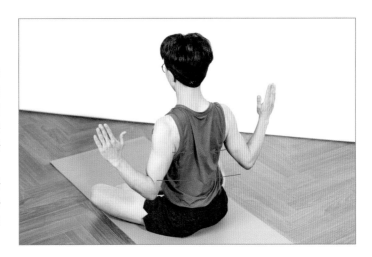

03 앉은 소·고양이 자세-등 늘이기(마르자리 아사나 변형)

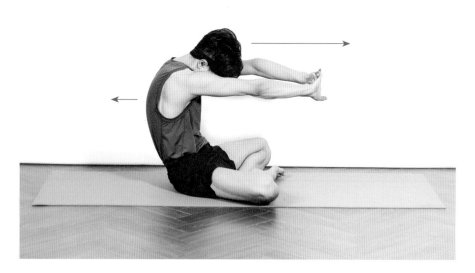

1 양손으로 깍지를 껴 손등이 몸과 마주보고, 손바닥이 앞을 향하게 뒤집는다.

2 날숨에 등을 둥글게 말고 양팔을 앞으로 쭈욱 편다. 손바닥을 앞으로 민다.

3 날개뼈 사이의 등을 최대한 뒤로 내밀며, 고개를 숙여 뒷목도 길게 늘인다.

4 아랫배를 수축하며 꼬리뼈를 안으로 말고, 되도록 엉덩이의 많은 면적을 바닥에 닿게 한다는 느낌으로 골반을 뒤로 기울인다.

5 5회 호흡하며 자세를 유지한다. 그 동안 날개뼈 사이가 벌어지고, 척추 전체가 최대한 뒤로 둥글게 원을 만들고 있는지 살핀다. 제대로 하고 있다면 뒷목과 어깨뼈, 등과 허리가 스트레칭되면서 길게 늘어나는 느낌이 들 것이다.

TIP | 이 자세를 할 때 날개뼈 사이로 숨이 들어오고 나간다고 생각하며 호흡하기를 권한다. 한결 그 부위에 집중하기 수월하며, 정중동(靜中動: 멈춰 있는 가운데 움직인다는 의미)이 가져오는 신체적 변화를 느낄 수 있다.

04 앉은 소·고양이 자세-비틀기(마르자리 아사나 변형)

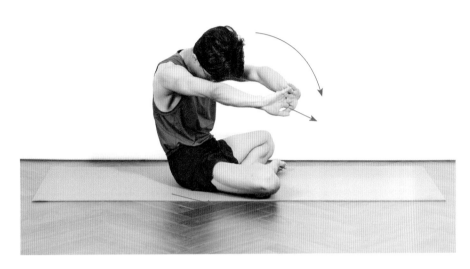

1 숨을 내쉬며 몸을 오른쪽으로 비틀고, 고개를 살짝 숙인 후 양손도 오른쪽으로 가져가 멀리 내민다. 이때 왼쪽 손바닥을 더 멀리 밀어낸다. 등 늘이기와 모두 동일하지만, 이번에는 왼쪽 날개뼈와 목 주변에 자극이 강하게 가고, 오른쪽 날개뼈는 오히려 약간 수축하는 느낌이 있다.
2 1회 호흡하고 숨을 마시며 중앙으로 돌아간다.

   ↻ **날숨에 반대 방향으로 동일하게 실행한다.**

TIP | 무거운 머리를 받치면서 앞으로 쏟아지지 않도록 잡아주는 뒷목의 근육은 항상 피로하다. 일자목과 거북목 체형일 경우는 머리의 위치가 앞으로 쏠려 중력의 영향을 더 많이 받는다. 때문에 더욱 피로하며, 그러한 뒷목과 연결된 어깨와 등 윗부분의 근육들 또한 긴장이 많이 쌓이게 된다. 이 부위의 피로감을 해소하는 효과가 뛰어난 자세이다.

<u>05</u> 어깨 열기(파르바타 아사나)

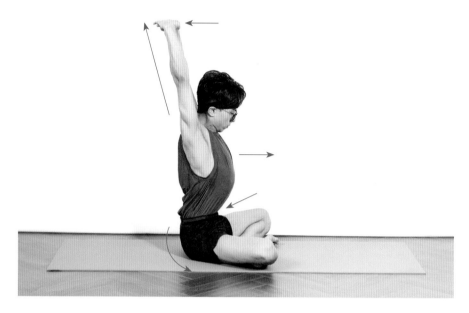

1   숨을 마시며 양손은 깍지 낀 채 손바닥이 위를 향하게 뒤집어 들어 올린다.
2   팔을 위로 길게 뻗으며, 아랫배를 수축하고 꼬리뼈를 앞으로 당겨 엉덩이를 바닥으로 누른다.
3   양팔을 편 상태에서 양손을 최대한 뒤로 젖힌다. 턱을 살짝 목 쪽으로 당긴다.
4   5회 호흡하며 자세를 유지한다.
5   숨을 내쉬며 힘을 풀어 양손을 아래로 툭 떨군다.

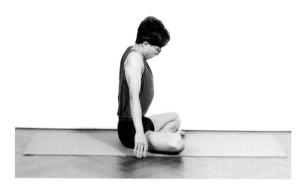

숨을 마시며 양쪽 어깨를 귀 가까이 들어 올린다.

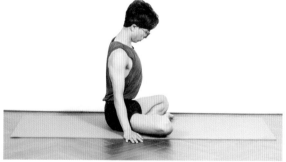

1   숨을 내쉬며 양쪽 어깨의 힘을 빼 바닥으로 툭 떨군다.
2   2회 반복한다.

06 편안히 앉은 자세-비튼 전굴(수카 아사나 변형)

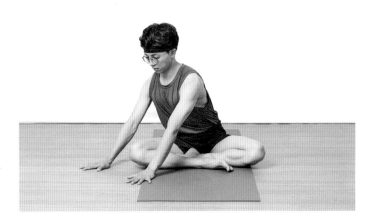

1 편안히 앉은 자세에서 상체를 오른쪽으로 비틀어 양손으로 바닥을 짚는다. 오른손은 오른쪽 무릎 바깥쪽을, 왼손은 안쪽을 짚는다.
2 숨을 마시며 척추를 편다.

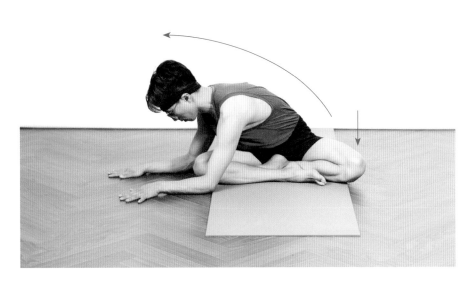

1 숨을 내쉬고 배꼽이 오른쪽 허벅지와 만난다고 생각하며 천천히 상체를 숙인다.
2 팔꿈치를 구부려 바닥에 대며 왼쪽 무릎이 들리지 않도록 바닥으로 지그시 누른다. 어깨는 귀와 가까워지지 않도록 아래로 당긴다.
3 시선은 양손 사이에 두고 왼쪽 골반과 허리, 엉덩이와 허벅지 등이 당기는 느낌에 주의를 기울인다.
4 5회 호흡한 후 숨을 마시며 천천히 상체를 일으킨다.

　🔄 **다리를 바꿔 앉은 후 반대 방향으로 동일하게 실행한다.**

주의 사항 | 배꼽이 먼저 허벅지와 가까워지게 한다는 느낌으로 아랫배가 먼저 움직이게 한다. 그렇지 않으면 등만 구부러져 휘어진 자세가 되며 허리 근육과 인근 근육들의 스트레칭 효과가 없다.

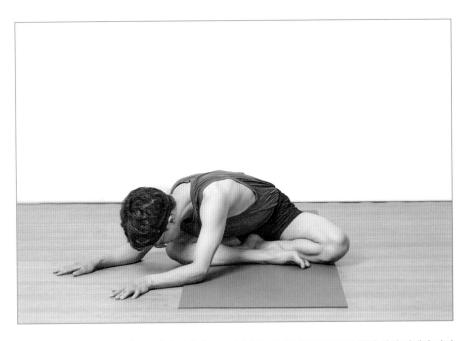

배꼽이 허벅지에 붙고, 반대쪽 다리가 바닥에서 들리지 않는다면 골반을 더 깊이 접어 상체 전체가 다리와 닿게 한다. 팔을 펴서 멀리 내밀수록 허리와 골반 주변의 근육에 들어가는 자극이 깊어지게 된다.

07   호랑이 자세(뱌그라 아사나)

1   무릎을 구부려 골반 너비로 벌려 바닥에 대고, 양손을 앞으로 가져가 어깨너비로 벌려 짚는다. 무릎은 골반, 손은 어깨와 수직이 되게 놓는다.
2   허리와 등이 편평하도록 척추를 중립으로 두고 발등을 펴 바닥을 지그시 누른다.

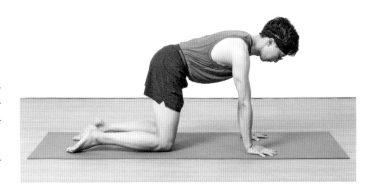

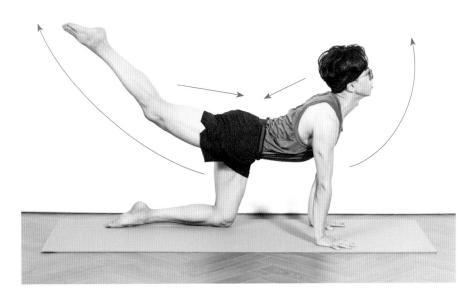

1   숨을 마시며 오른쪽 다리를 뒤로 뻗어 무릎을 편다.
2   아랫배를 조이고 발을 위로 들어 올리며 이때 엉덩이 근육이 수축되는지 확인한다. 최대한 위로 들어 올리며 등허리를 젖힌다.
3   양쪽 어깨를 아래로 뻗어 내리고 손으로 바닥을 민다. 가슴은 최대한 높이 들어 올리고, 목을 길게 늘여 고개를 들어 위를 본다.

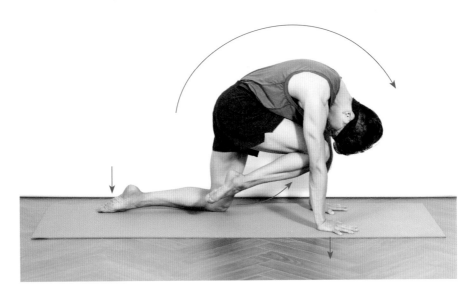

1 숨을 내쉬며 무릎을 구부려 가슴 쪽으로 당긴다. 동시에 고개를 숙여 코와 무릎이 가까워지게 한다.

2 왼쪽 발등과 양쪽 손바닥으로 바닥을 단단히 밀어내며 복부를 깊게 조인다.

3 몸 뒷면이 최대한 늘어나도록 위를 향해 둥글게 밀어 올린다.

4 숨을 마시며 다리를 뒤로 펴 들어 올리고, 숨을 내쉬며 무릎을 가슴 쪽으로 당기기를 5~10회 반복한다.

5 숨을 내쉬며 다리를 구부려 바닥에 내려놓는다.

↻ **반대쪽 다리도 동일하게 실행한다.**

<u>08</u>　엎드린 휴식 자세(마카라 아사나)

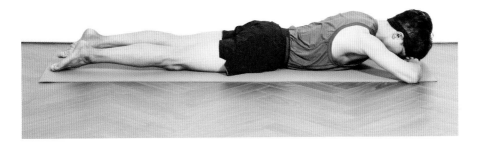

1　바닥에 엎드려 양손을 겹치고 이마를 그 위에 올려놓는다.
2　양발은 골반 너비로 벌려 힘을 빼고 편안하게 3~5회 호흡한다.

　TIP | 48페이지 볼스터 요가의 엎드린 휴식 자세를 참조한다. 볼스터가 없다는 것만 제외하고 방식은
동일하다.

09 한 발 든 메뚜기 자세(살라바 아사나 변형)

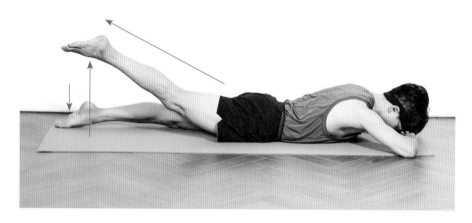

1 숨을 마시며 오른발을 들어 올린 후 뒤로 발끝을 밀어낸다. 반대쪽 다리로는 바닥을 지그시 누른다.

2 엉덩이 근육과 앞쪽 허벅지 근육을 수축하고 아랫배를 조인다.

3 어깨가 올라가지 않도록 어깨와 목의 힘을 뺀다.

4 5회 호흡하며 자세를 유지한다.

5 날숨에 발을 바닥에 내려놓는다.

🔁 반대쪽 다리로 동일하게 실행한 후 다시 1회 반복한다.

10   양발 든 코브라 자세(부장가 아사나 변형)

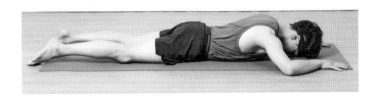

엎드린 휴식 자세에서 양손을 앞으로 내민다.

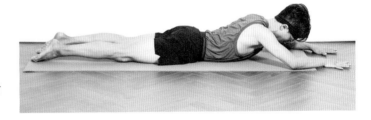

팔꿈치를 약간 구부리고, 머리보다 좀 더 앞쪽 바닥
을 짚는다. 양손을 어깨 너비로 벌린다.

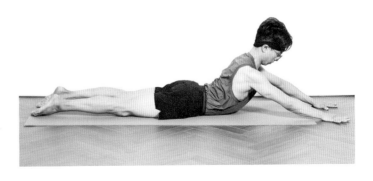

1   숨을 마시며 양손으로 바닥을 밀어 상체를 일
    으킨다.
2   아랫배를 조인 상태에서 양쪽 팔꿈치를 편다.

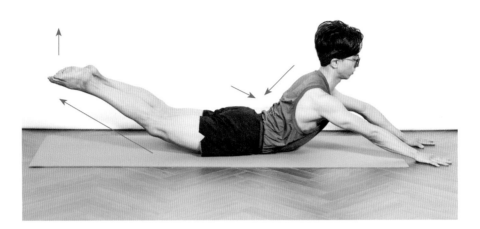

1 양발을 모아 들어 올린다.

2 등, 아랫배와 엉덩이 근육을 수축하면서 양쪽 어깨를 바닥으로 끌어 내린다.

3 자세를 유지한 상태로 5회 호흡한다.

4 숨을 내쉬며 발을 바닥에 내려놓고 상체도 바닥에 내려놓는다.

5 잠시 호흡을 고른다.

> **주의 사항** | 간혹 아래 허리가 조여져 통증이 오는 경우가 있다. 그럴 경우 꼬리뼈를 바닥 쪽으로 누르고 아랫배를 조여 허리 뒤의 압박을 줄인다. 그래도 허리 뒤의 불편함이 지속된다면 양쪽 다리를 조금 떨어뜨려본다. 단, 양쪽 다리 사이가 과하게 벌어지면 허리 바깥쪽이 불편할 수 있으니 골반 너비보다는 넓지 않게 한다.

11 아기 자세(발라 아사나)

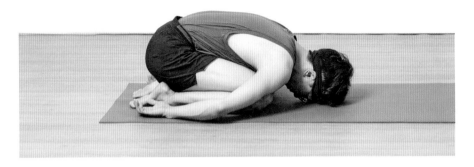

1 양손으로 바닥을 짚고 엉덩이를 들어 발뒤꿈치 위에 올려놓는다.
2 이마를 바닥에 내려놓는다.
3 팔을 뒤로 보내고 완전히 긴장을 푼다.

TIP | 56페이지 볼스터 요가의 아기 자세를 참조한다.

12   다리 자세(칸다라 아사나)

1   등을 바닥에 대고 눕는다.
2   양쪽 다리를 구부려 세우고 양발을 엉덩이 쪽으로 바짝 당겨 바닥을 짚는다. 양발을 골반 너비로 벌리고 옆으로 벌어지지 않게 11자로 만든다.
3   양손을 아래로 내려 골반 옆 바닥을 짚는다. 손끝이 발뒤꿈치에 닿을 정도로 손을 최대한 멀리 뻗는다.

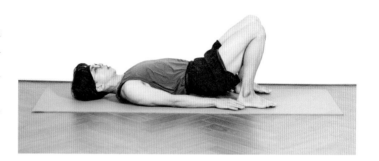

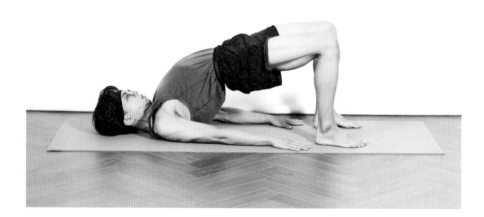

1   숨을 마시며 골반을 들어 올린다.
2   양손과 팔, 발바닥으로 바닥을 누르고 아랫배와 엉덩이 근육을 수축한다.
3   5회 호흡한다.
4   숨을 내쉬며 천천히 등을 바닥에 내려놓고 1회 호흡한다.

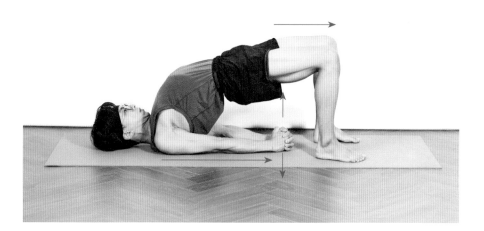

1 숨을 마시며 다시 골반을 들어 올린다.

2 어깨를 뒤로 더 젖혀 양손을 모으고 깍지를 껴 새끼손가락 쪽 날 부분을 바닥에 댄다.

3 깍지를 낀 손과 발로 바닥을 강하게 누르며 가슴을 턱 쪽으로 당긴다. 아랫배와 엉덩이 근육을 계속 조인다.

4 무릎이 벌어지지 않게 허벅지 안쪽 근육에도 힘을 주며 무릎을 골반에서부터 멀어지게 한다는 느낌 으로 밀어낸다.

5 자세를 유지한 상태로 5회 호흡한다.

6 날숨에 깍지를 풀어 바닥을 짚은 후 천천히 날개뼈, 등, 허리, 엉덩이의 순으로 바닥에 내려놓는다. 마치 등뼈의 튀어나온 부분으로 바닥에 도장을 찍듯 천천히 내려놓는다.

주의 사항 | 목이 아픈 경우 무리해서 가슴을 당기지 않는다. 이때는 구름다리처럼 모양을 만드는 대신, 골반을 들어 올린 높이를 낮춰 대각선을 이룬 채 자세를 유지하는 것도 좋다.

TIP | 어깨와 등이 굽은 수련자에게 특히 탁월한 효과가 있다. 어깨와 등이 굽은 사람은 가슴과 어깨, 팔 앞부분의 근육이 경직되고 등쪽 근육은 피로가 쌓여 있는 경우가 많다. 이 자세는 몸 뒤쪽 근육을 튼튼 히 함과 동시에 몸 앞쪽 근육의 긴장을 해소하는 효과가 크다. 부작용이나 부상의 위험도 거의 없는 자 세이다.

<u>13</u> 누워서 무릎 펴 당기기(숩타 파당구쉬타 아사나)

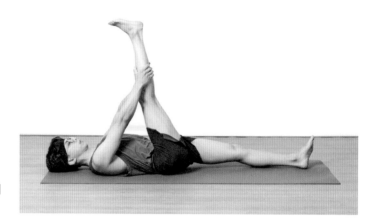

1 누워서 다리를 모아 곧게 편다.
2 숨을 마시며 오른쪽 다리를 곧게 편 채로 들어
  올린다.

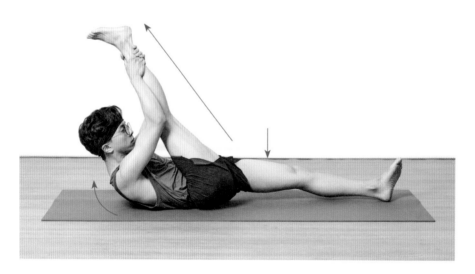

1 양손을 내밀어 종아리 혹은 발목을 잡는다. 어깨가 말려 올라가지 않도록 어깨를 뒤로 당긴다.
2 왼쪽 골반과 다리가 들리지 않도록 위쪽 허벅지를 조이고 왼쪽 발끝을 몸 쪽으로 당긴다.
3 숨을 내쉬며 윗배와 아랫배를 모두 조여 상체를 들어 올린다. 얼굴이 다리와 가까워지게 하되 등이
  구부러지지 않게 척추를 편다.
4 시선은 발을 향하고, 다리를 조금씩 더 펴서 당긴다.
5 복부의 힘으로 상체를 든 상태를 유지한 채 5회 호흡한다. 숨을 내쉴 때마다 배를 쥐어짜듯 조인다.
6 숨을 마시며 등과 머리, 오른손을 바닥에 내려놓는다.

   주의 사항 | 고개를 억지로 들어 다리와 가까워지려고 하면 이후에 목 근육의 뭉침으로 고생하게 된다.
   윗배와 아랫배를 감싼 근육이 수축하여 상체가 들리면, 자연스럽게 고개도 들린다는 점을 기억하자.

**다리 뒤쪽이 당겨서
손으로 잡기가 어렵다면**

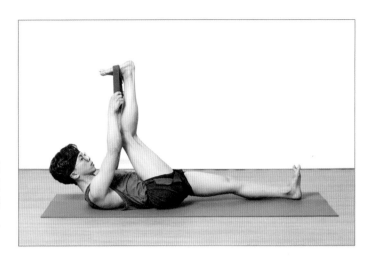

다리 뒤쪽 근육인 햄스트링이 유연하지 못하다면
발을 들어 양손으로 잡을 때 어깨가 앞으로 굽게
된다. 그런 경우에는 벨트를 발에 걸고 팔꿈치를 약
간 구부릴 수 있을 만큼 여유 있는 길이로 잡는다.
벨트가 없다면 수건을 사용해도 무방하다.

14 악어 자세-뒷발 잡기(자타라 파리브르타 아사나 변형)

1 왼손으로 오른발 혹은 오른쪽 정강이 바깥쪽을 잡는다.
2 오른쪽 허벅지 근육을 조이고 발끝을 몸 쪽으로 당긴다.
3 숨을 내쉬며 왼손으로 오른쪽 다리를 당겨 오른발을 왼쪽 바닥으로 넘긴다.
4 상체를 오른쪽 방향으로 비틀고, 가슴을 활짝 편다. 오른쪽 날개뼈가 바닥에서 떨어지지 않도록 바닥으로 누른다.

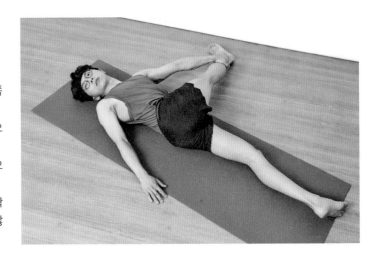

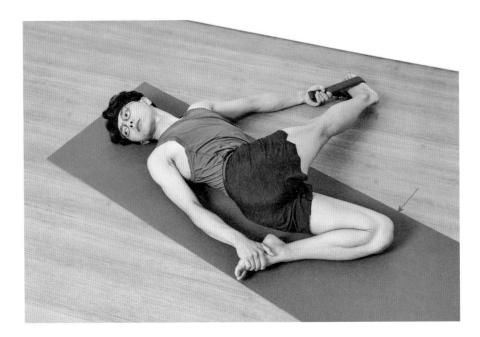

1 왼쪽 다리를 구부리고 오른손으로 왼발을 잡는다. 발을 잡기 어렵다면 오른발에 벨트를 걸어 느슨하게 한 후 왼발을 잡는다. 이때 오른발 대신 왼발에 벨트를 걸어 잡아도 된다.
2 왼쪽 무릎을 바닥에 대고, 가능한 한 뒤로 더 젖힌다. 왼쪽 엉덩이를 조여 앞으로 밀어 왼쪽 앞 허벅지를 늘인다.
3 고개를 오른쪽으로 돌리고 오른쪽을 응시한다.
4 자세를 유지한 채 5회 호흡한다.
5 숨을 마시며 오른손을 풀어 왼쪽 무릎을 편다. 오른발을 들어 올린 후 바닥에 천천히 내려놓는다. 양손도 골반 옆에 둔다.

↻ **누워서 무릎 펴 당기기와 악어 자세-뒷발 잡기(192~194페이지)를 반대쪽 다리로 동일하게 실행한다.**

15 나비 자세-구르기(밧다 코나 아사나 변형)

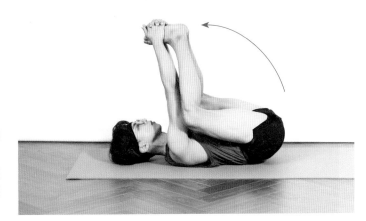

1 양쪽 무릎을 옆으로 구부리고 양발을 발바닥
　끼리 맞붙여 든다.
2 양손으로 깍지를 껴 양발을 잡는다.

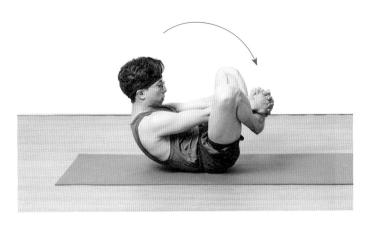

1 머리와 등, 허리와 엉덩이가 바닥에 붙고 어깨
　는 귀와 멀어지게 한다.
2 숨을 마시며 다리를 위로 뻗어 올리며 아랫배
　에 힘을 준다. 엉덩이가 바닥에서 약간 들릴 때
　까지 발을 머리 쪽으로 넘긴다.

무릎을 빠르게 구부리고 등을 약간 둥글게 말아 굴
려서 몸을 일으킨다.

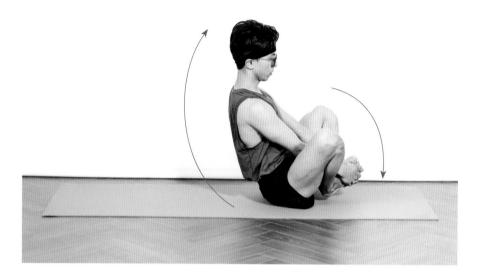

1 가능하다면 발이 아슬아슬하게 바닥에 닿기 직전까지 일어나 허리를 한 번 세워준다.
2 등을 둥글게 말아 다시 바닥에 눕는 자세로 돌아간다. 가능하다면 배를 조인 힘을 이용하여 허리, 등, 윗등의 순으로 천천히 내려간다.
3 5~10회 정도 앞뒤로 구르기를 반복한다.

> **TIP** | 보통은 숨을 마시며 발을 들어 올리고, 숨을 내쉬며 굴러 일어나게 된다. 만일 앉은 자세에서 발을 바닥에 대지 않고 잠깐 유지할 수 있다면, 그때 날숨 끝에서 아랫배를 쥐어짜고 잠시 숨을 마시지 않고 있음을 발견할 수 있을 것이다. 이러한 자연스러운 호흡의 과정을 관찰할 수 있다면 관찰한다. 그러나 너무 호흡에 신경 쓰지 않아도 된다.
>
> 구르기를 하다 보면 복부에 힘이 생기는 데다 척추 사이를 잇는 작은 근육들의 마사지 효과가 있어서 등이 찌뿌드드할 때도 권장되는 자세이다.

나비 자세로 구르기가
잘 안 된다면

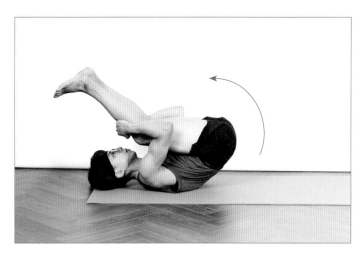

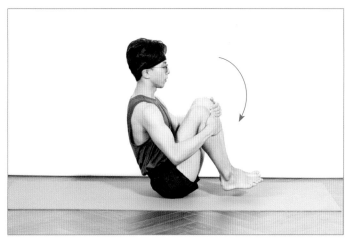

척추를 둥글게 말아서 구르는 것을 의외로 어려워
하는 수련자가 많다. 그런 경우 나비 자세를 하고
구르는 것이 더더욱 잘 되지 않는다. 나비 자세 대
신 누워서 무릎을 모으고 다리를 약간 구부려 양손
으로 정강이 위를 잡고 구른다. 발을 머리 위로 넘
길 때 허리와 엉덩이가 바닥에서 높이 뜰수록 유리
하다. 그네를 타듯이 리듬에 맞춰 다리를 구부렸다
펴면 쉽게 구르기를 할 수 있다.

<u>16</u>   송장 자세(사바 아사나)

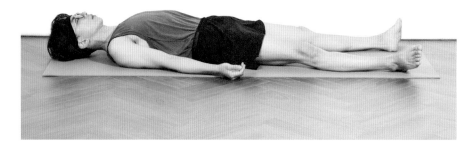

1   누워서 등과 머리가 다 바닥에 닿으면, 손에서 발을 놓는다.
2   팔다리에 힘을 빼고 손과 발을 바닥으로 툭 떨군다. 이때 다리 간격을 골반 너비 정도로 벌려 약간 구부린 상태로 떨어뜨린다.
3   발이 바닥에 가까워질 때 양옆으로 미끄러뜨린다.
4   골반 옆에서 약간 떨어진 곳에 손바닥이 위를 향하게 하여 어깨와 겨드랑이를 이완한다.
5   양발은 골반 너비로 벌려 발끝이 바깥쪽을 향하도록 한 후 고관절과 다리에 힘을 뺀다.

   TIP | 93페이지 블록 요가의 송장 자세와 115페이지 벨트 요가의 송장 자세를 참조한다.

반듯하게 누운 자세가
불편하다면

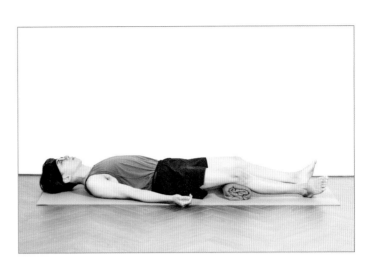

허리가 좋지 않은 사람 중에는 반듯하게 누운 자세
가 불편하게 느껴지는 사람도 있다. 담요를 말아서
무릎 아래에 받쳐두면, 다리가 구부러져 허리가 좀
더 바닥에 안정적으로 닿게 되어 편안해진다.

3
목과 어깨 통증 완화 요가

Theraphy Yoga

목과 어깨 통증 완화 요가
QR코드

별 문제 없이 지내다 어느 날 갑자기 목이 뻣뻣해 고개를 돌리기 어려웠던 경험이 한 번쯤은 있을 것이다. 고개를 돌리거나 머리를 감다가, 또는 자고 나니 목이 돌아가지 않더라는 이야기는 흔하게 들린다. 이러한 경우는 휴식하면서 한동안 조심하면 저절로 나아진다. 그러나 최근 들어 항상 뒷목이 뻐근하고 턱이 앞으로 나와 있거나 주기적으로 삐끗하는 느낌이라면 목 건강 상태에 빨간불이 켜졌음을 가리킨다. 어깨 또한 마찬가지이다. 어깨의 불편함을 호소하는 경우는 목이 돌아가지 않는 것보다 더 흔하다. 어깨의 불편함이나 통증은 염증성 질환이 있거나 어깨를 과사용한 경우가 아니라면, 잘못된 자세와 수면 부족이 이어진 결과이다.

무거운 물건을 자주 옮기거나, 어깨와 팔의 힘을 사용하는 노동이 장기간 이어지면 손목부터 어깨까지 부상을 당하기 쉽다. 가사 노동을 하는 주부들이 이러한 경우에 해당하며, 가벼운 일을 하다 부상을 잘 입는다. 그러나 장시간 앉아서 일하는 사무직에 종사하는 이들도 어깨의 통증을 자주 호소하는데 이 경우가 대표적인 잘못된 자세에 의한 통증이다.

통상 어깨와 목의 불편함은 함께 찾아온다. 어깨와 목은 서로 직접 연결되어 있는 부위이기 때문이다. 스마트폰을 장시간 사용하여 고개를 숙이고 있는 시간이 길어졌다면, 자신도 모르게 더욱 목과 어깨의 건강을 해치고 있는 것이다. 특정 질환이 의심되거나 날카로운 통증이 있다면 먼저 병의원을 찾아 진단을 받고 그에 맞는 치료를 받아야 한다.

특정 질환은 없지만 어깨와 목이 뻐근하고 찌뿌드드하거나 쑤시는 경우, 혹은 오십견처럼 어깨 관절 운동이 부족하여 문제가 생긴 경우에는 요가 수련이 도움이 된다. 잘못된 자세의 교정 효과는 물론, 낮은 강도로 팔과 손을 반복 사용하여 어깨가 불편하거나 오십견을 겪고 있을 때 증상을 완화시키는 데에도 효과적이다. 앞서도 밝혔듯이 요가는 다양한 자세로 온몸 구석구석의 경직되어 있는 근육을 찾아내 풀어주는 효과가 뛰어나다. 여기서는 그중에서도 목과 어깨 통증에 직접적으로 작용하는 자세 위주의 시퀀스를 소개한다.

목과 어깨 통증 완화 요가 시퀀스와 자세

/

목과 어깨의 근육 뭉침과 결림을 해소하는 데 중점을 둔 시퀀스이다. 가벼운 목 운동으로 시작하여 점차 동작이 커진다. 전체를 놓고 보면 목과 어깨 윗부분, 등과 가슴, 허리와 다리 순으로 위에서 아래로 내려가는 형태다.

시작 부분의 간단한 목과 어깨 스트레칭 자세들은 직장에서 일하다가도 손쉽게 할 수 있는 것들로, 일을 하는 틈틈이 하면 좋다. 중간중간 자세를 바꾸고 움직이는 것만으로도 건강에는 훨씬 도움이 된다. 하루 30분 운동을 한 번에 하는 것과 10분씩 쪼개서 하루 동안 세 번을 하는 것은 동일한 운동 효과가 있다고 한다. 정말 바빠서 이 시퀀스 전체를 할 수 없는 사람이라면 목과 어깨 스트레칭을 1~2분씩 틈틈이 해보자. 아예 하지 않을 때보다 훨씬 목과 어깨가 가벼워질 것이다.

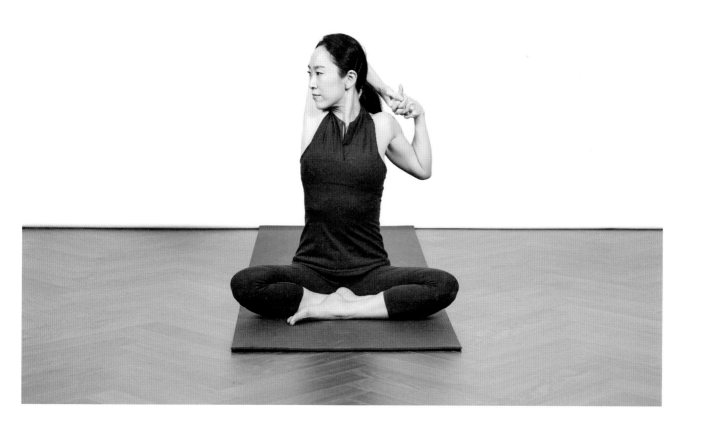

목과 어깨 통증 완화 요가 시퀀스

1. 편안히 앉은 자세
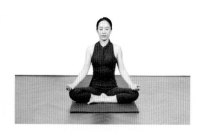

2. 목 돌리기 ↻
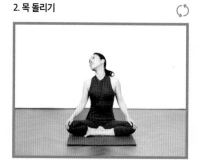

3. 목 측면/대각선 늘이기 ↻
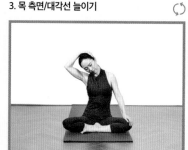

7. 한 팔 고양이 자세 ↻
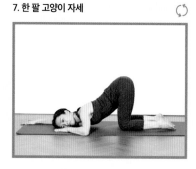

8. 한 팔 고양이 자세-비틀기 ↻
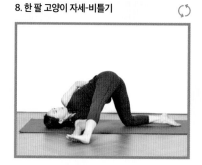

9. 아기 자세
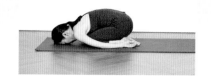

13. 물고기 자세
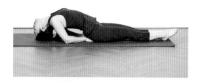

14. 송장 자세
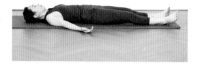

4. 목 앞뒤 늘이기

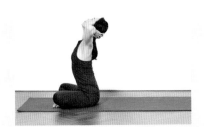

5. 어깨 열기

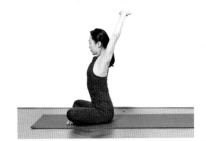

6. 앉은 독수리 자세 ↻

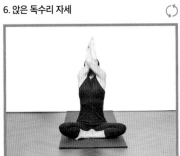

10. 무릎 대고 팔 굽혀 펴기

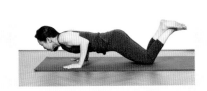

11. 비스듬한 어깨 서기

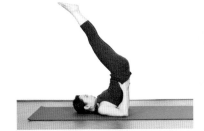

12. 쟁기 자세

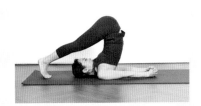

01 편안히 앉은 자세(수카 아사나)

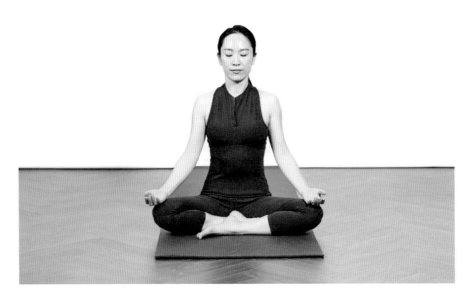

1 허리를 곧게 펴고, 양쪽 무릎을 구부려 앉는다.

2 양발을 앞뒤로 나란히 두고, 양손을 무릎 위에 얹는다.

3 최소 10회 이상 호흡한다. 들어오고 나가는 호흡에 집중함으로써 들떠 있던 마음이 차분해질 것이
다. 요가 수련을 할 때 몸에 집중하기 수월하게 된다.

TIP | 편안히 앉은 자세에서 목과 어깨를 푸는 자세를 이어서 할 것이므로 중간중간 다리를 바꿔준다.

자세가 불편할 경우

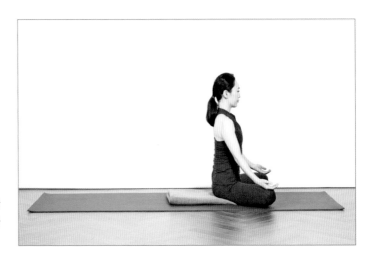

무릎이 바닥에서 뜨거나, 등을 펴고 앉기 불편하다
면 엉덩이 아래에 담요를 접어 받쳐준다. 필요에 따
라 더 두껍게 접어 골반의 높이를 높여도 된다.

<u>02</u> 목 돌리기

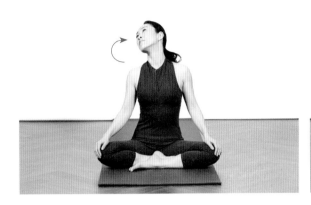 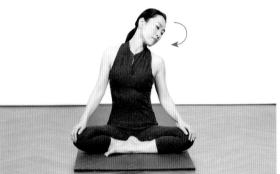

1 양손으로 무릎을 가볍게 짚는다.
2 날숨에 고개를 앞으로 숙이고, 천천히 한쪽 방향으로 목을 회전시킨다. 목을 길게 빼고, 턱 끝으로 크게 원을 그린다고 생각하며 목을 움직인다.
3 고개를 뒤로 젖힐 때에는 턱 끝으로 천장을 가리킨다고 생각하면서 움직이고, 척추를 위로 펴 몸이 위로 길어지는 느낌으로 한다.
4 고개를 숙여 턱이 쇄골 사이에 올 때에는 뒷목과 등이 길어진다고 생각하면서 회전한다.
5 자연스럽게 호흡하면서 5회 회전한다. 원한다면 8~10회 정도 해도 좋다.

↻ **반대 방향으로 똑같은 횟수만큼 실행한다.**

TIP | 목을 회전할 때 고개가 향한 방향의 반대편 어깨가 위로 딸려가게 된다. 어깨를 바닥으로 끌어 내리면서 목을 회전한다. 목을 길게 늘이며 천천히 해야 효과가 있으며, 상모 돌리기 하듯 빠르게 하면 목 스트레칭의 효과가 없을뿐더러, 자칫 목을 삐끗할 수도 있으니 주의해야 한다.

주의 사항 | 일자목, 목 디스크(경추 디스크 탈출증) 등으로 고생하는 경우에 목을 크게 뒤로 젖히는 것이 부담스러울 수 있다. 그런 경우에는 다음과 같이 한다. 얼굴 앞에 커다란 도화지가 있다고 생각하고, 턱 끝이 붓이나 펜이라고 생각하면서 도화지에 원을 그린다. 이렇게 하면 목을 크게 젖히는 부담은 덜면서도 효과적으로 목 주변 근육을 풀어줄 수 있다.

03   목 측면/대각선 늘이기

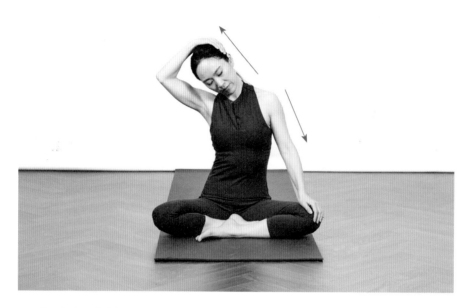

1   바르게 앉은 상태에서 오른손을 왼쪽 머리에 감싸듯이 얹는다. 손끝은 왼쪽 귀에 닿는 위치에 둔다.

2   숨을 내쉬며 천천히 오른쪽 귀가 오른쪽 어깨에 가까워지게 기울인다. 오른쪽 손가락 지문이 있는 부위에 아주 약간 힘을 주어 머리를 오른쪽으로 당긴다.

3   왼쪽 어깨를 끌어 내리고, 오른쪽 어깨도 올라가지 않도록 오른쪽 날개뼈를 뒤로 한 번 젖힌 후 아래로 당긴다.

4   자세를 유지한 채 5회 호흡한다.

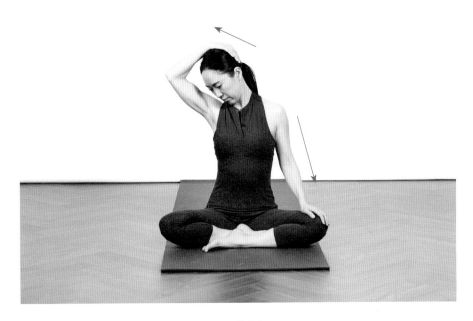

1 오른손의 힘을 빼고 뒤로 보내 왼쪽 뒤통수를 감싼다.

2 숨을 내쉬며 고개를 오른쪽 어깨 쪽으로 천천히 돌린다.

3 왼쪽 어깨를 끌어 내리며, 오른쪽 손가락 지문 부위에 힘을 살짝 준다. 정수리가 향하는 방향으로 당긴다.

4 5회 호흡한다. 자세를 유지하는 동안 등이 구부러지거나 오른쪽 어깨가 올라가지 않게 주의한다.

5 들숨에 오른손을 무릎 위에 내려놓고 천천히 고개를 든다.

↻ 반대 방향으로 동일하게 실행한다.

주의 사항 | 목을 직접적으로 늘이는 자세, 특히 손등으로 외부의 물리적인 힘을 사용하여 스트레칭을 할 때에는 섬세하게 접근해야 한다. 손을 머리에 얹는 것은 머리를 옆으로 당겨 목 주변 근육을 펴는 데 도움을 주는 것으로, 손가락 관절을 약간 구부리는 것 정도의 힘을 가한다. 목을 눌러 관절을 꺾는 용도가 아니다.

04 목 앞뒤 늘이기

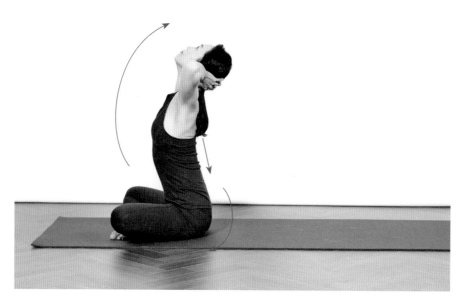

1 양손을 머리 뒤에 대고 깍지를 낀다. 이때 엄지손가락 쪽 손바닥이 뒤통수의 아랫부분, 즉 머리뼈가 목과 연결되는 부분에 닿게 한다.

2 숨을 마시며 가슴을 펴고 상체 전체를 위로 끌어 올리면서 고개를 뒤로 젖힌다.

3 양쪽 팔꿈치를 뒤로 젖혀 날개뼈를 뒤로 모으고 아래로 당긴다. 아랫배를 조이고 꼬리뼈를 앞으로 말아 바닥에 눌러 바닥에 닿아 있는 엉덩이 부분이 넓어지고 묵직해지게 한다.

TIP | 척추뼈 여러 개가 층을 이룬 것을 척주 또는 그냥 척추라고 부른다. 척추를 이룬 뼈들은 하나씩 모두 관절이며, 각각의 사이에 말랑한 추간판(디스크)이 있어 이들이 움직일 때 충격을 완화하는 쿠션 작용을 한다. 척추뼈 사이의 간격이 넓어진다고 상상하며 동작을 한다.

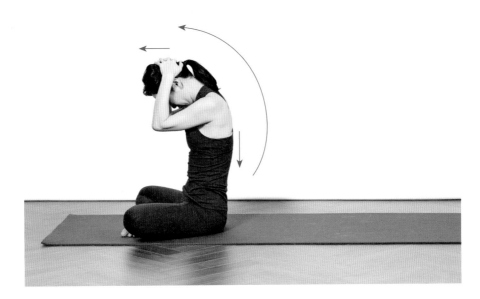

1   숨을 내쉬며 양쪽 팔꿈치를 앞으로 모은다.

2   등에서부터 척추를 길게 늘여 고개를 아래로 숙인다.

3   어깨와 날개뼈는 뒤쪽 아래로 당긴다.

4   뒷목을 감싼 근육들이 길어지는 감각에 주의를 기울이면서, 양손으로 머리를 앞으로 민다. 여유가
    있다면 약하게 누른다.

5   들숨에 다시 고개를 들어 올리며 양쪽 팔꿈치를 뒤로 젖히고, 날숨에 고개 숙이기를 5회 반복한다.

6   들숨에 서서히 고개를 바로 세우고, 양손으로 깍지를 낀 채 팔을 위로 들어 올린다.

주의 사항 | 앞서 설명한 목 측면/대각선 늘이기와 마찬가지로, 고개를 아래로 숙일 때 손으로 머리를 세
게 누르지 않는다. 특히 목 디스크가 있다면, 양손으로 누르지 말고 어깨를 아래로 당기는 것에 더 집중
한다.

<u>05</u>   어깨 열기(파르바타 아사나)

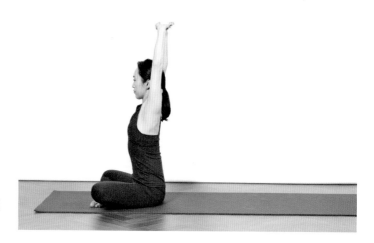

손바닥을 뒤집어 위를 향하게 한다. 앉은키가 커진
다는 느낌으로 상체를 쭉 편다.

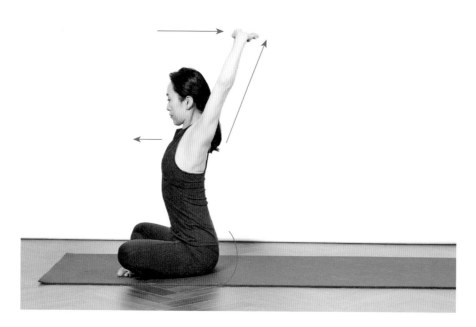

1   숨을 내쉬며 양손을 뒤로 젖히고 가슴을 활짝 편다.
2   턱은 자연스럽게 아래로 당기고 시선은 앞을 향한다.
3   아랫배를 조이고 꼬리뼈를 앞으로 말아 엉덩이를 바닥으로 눌러 허리가 뒤로 꺾이지 않게 한다.
4   양쪽 새끼손가락에 힘을 주고 뒤로 젖혀 팔을 더 길게 뻗어 올리며, 양쪽 날개뼈를 아래로 당긴다.
5   자세를 유지한 채 5회 호흡한다.

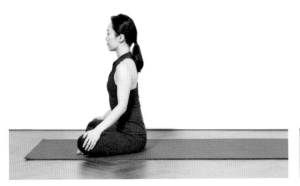

숨을 내쉬며 양손을 탁 풀어 무릎 위에 떨어뜨린다.

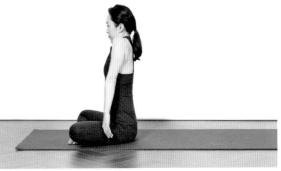

숨을 마시며 팔의 힘을 뺀 채 어깨를 최대한 귀 옆으로 끌어 올린다.

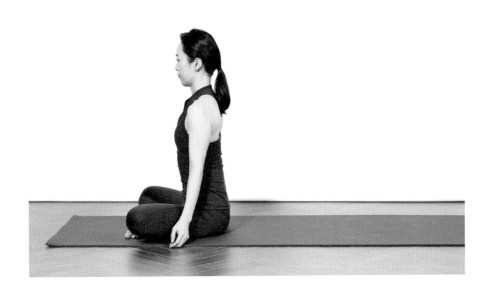

숨을 내쉬며 어깨를 툭 떨군다.

깍지 낀 채로
팔을 펴기가 어렵다면

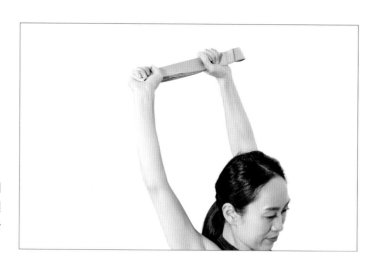

어깨가 많이 경직된 수련자는 깍지를 낀 손을 들어서 뒤로 젖히는 것이 잘 되지 않을 수가 있다. 그럴 경우에는 양손을 어깨 너비로 벌려 벨트나 수건을 잡아서 들고 가능한 만큼 뒤로 젖힌다.

06 앉은 독수리 자세(가루다 아사나 변형)

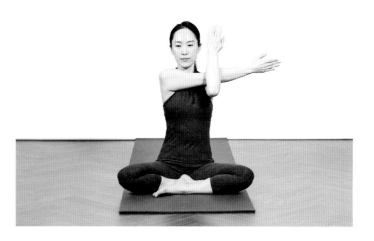

1 앉은 상태에서 오른팔을 앞으로 내민다.
2 왼팔로 오른쪽 팔꿈치 윗부분을 감싼다.
3 숨을 내쉬며 왼팔을 깊게 구부려 오른팔을 왼쪽으로 당긴다. 오른쪽 어깨가 완전히 접히게 한다.
4 오른쪽 어깨가 올라가지 않도록 바닥 쪽으로 낮춘다.

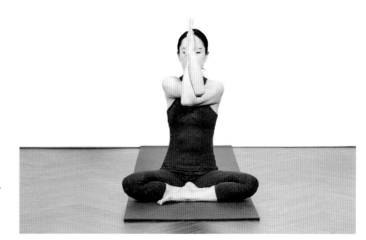

1 왼쪽 손바닥이 오른쪽을 향하게 한 뒤 오른팔로 왼팔을 감싸 손바닥끼리 맞붙인다.
2 팔이 바닥과 수직이 되게 세운다.

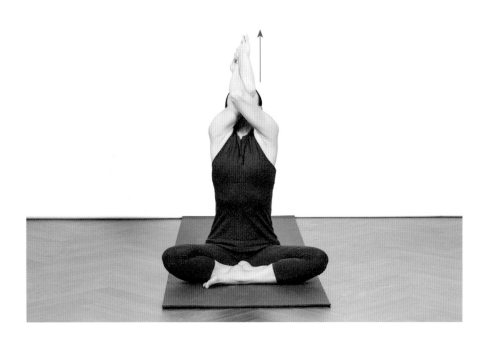

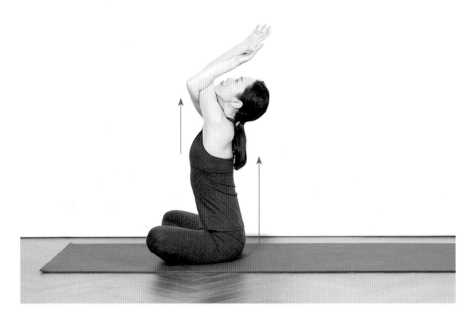

1　숨을 마시며 팔을 꼰 채로 위로 들어 올리고 양쪽 날개뼈는 아래로 끌어 내린다.

2　가슴을 펴 들어 올린다. 고개도 자연스럽게 위를 향한다.

3　아랫배를 조이고, 꼬리뼈를 바닥으로 눌러 내린다.

4　어깨와 날개뼈가 이어지는 부분이 당기는 것을 느끼며 자세를 유지한다. 그대로 5회 호흡한다.

5　숨을 내쉬며 팔꿈치를 내리고 꼬아준 팔을 풀어 내린다.

🔄 **반대 팔로 동일하게 실행한다.**

팔을 꼬아 손바닥을
맞대기 어렵다면

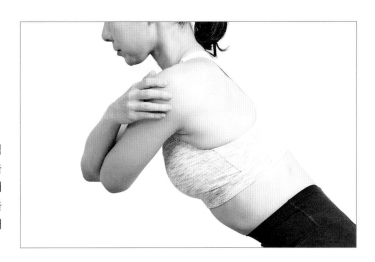

팔의 근육이 많이 발달하여 두텁거나 어깨가 경직
되어 있는 경우에 팔을 꼬기가 힘들 수 있다. 팔을
꼬는 것이 잘 되지 않는다면 양손으로 반대편 어깨
아래를 잡는다. 가능하면 좀 더 날개뼈 쪽으로 손을
가져간다. 손이 날개뼈 쪽으로 가까이 갈수록 어깨
주변과 팔이 더 깊이 스트레칭된다.

07   한 팔 고양이 자세(비달라 아사나 변형)

1   양손으로 바닥을 짚어 양쪽 무릎을 뒤로 보내고 엉덩이를 들어 탁자 자세를 만든다.
2   어깨와 손목이 수직, 골반과 무릎이 수직을 이루도록 맞춘다.
3   양발은 무릎에서 일직선으로 뻗고 골반 너비 정도로 벌려 간격을 뗀다. 발등을 펴 바닥으로 지그시 누른다.

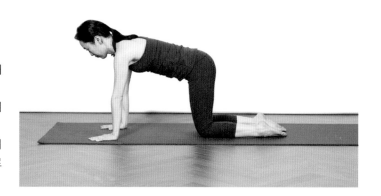

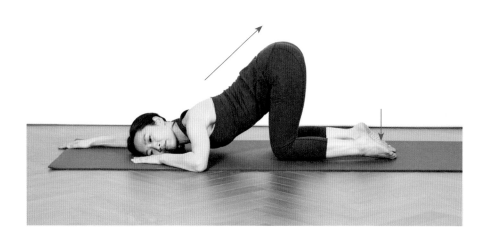

1   숨을 마시며 오른손을 약 30cm 정도 앞으로 멀리 짚는다.
2   숨을 내쉬며 오른쪽 어깨와 가슴을 바닥으로 낮춘다. 왼쪽 팔꿈치를 굽혀 바닥에 내려놓고 고개를 왼쪽으로 돌려 오른쪽 뺨을 바닥에 댄다.
3   오른쪽 가슴을 바닥으로 누르며 골반을 뒤로 민다.
4   아랫배를 수축하고 발등을 바닥으로 누른다.
5   5회 호흡한 후 숨을 마시며 천천히 상체를 일으킨다.

* 반대 방향으로 실행할 때의 모습

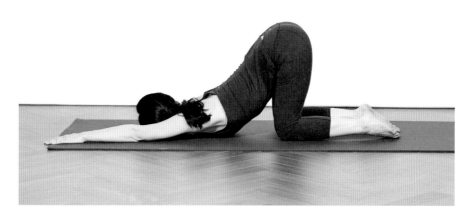

↻ 반대 방향으로 동일하게 실행한다.

08   한 팔 고양이 자세-비틀기(비달라 아사나 변형)

1   탁자 자세에서 오른손을 왼손 바로 뒤에 놓는다.
2   오른쪽 손바닥이 위를 향하게 뒤집은 후 왼쪽 옆으로 내밀며 오른쪽 어깨를 바닥에 닿을 때까지 낮춘다. 왼쪽 팔꿈치를 구부리고, 왼손은 계속 바닥을 짚는다.
3   머리 오른쪽 부분을 바닥에 대고 왼쪽으로 고개를 돌린다.
4   골반을 위로 들고 발등을 바닥에서 떨어지지 않게 누른다.

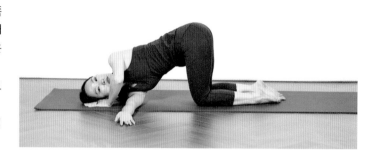

1   왼쪽 발가락을 구부려 바닥을 단단히 짚고, 왼쪽 무릎을 편다. 이때 오른쪽 다리는 바닥과 수직이 되게 한다.
2   오른쪽 어깨를 바닥을 짚은 왼손 가까이 깊숙하게 민다.

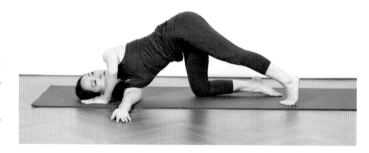

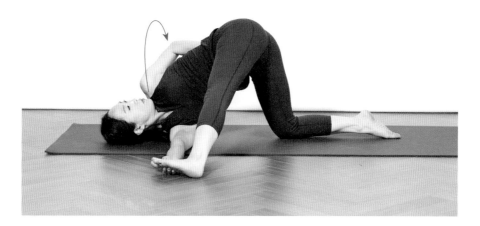

1 왼발을 앞으로 당겨 오른쪽 손바닥 위에 두고, 오른손으로 발을 잡는다.

2 왼손을 등 뒤로 넘겨 손목을 허리에 둔다.

3 몸을 더 깊게 비틀어 오른쪽 날개뼈를 바닥에 가까워지게 하며, 왼쪽 손목을 구부려 왼쪽 어깨를 더욱 뒤로 젖힌다.

4 자세를 유지하면서 5회 호흡한다.

5 숨을 마시며 왼손을 풀어 바닥을 짚고, 왼쪽 다리를 뒤로 보낸 후 무릎을 구부려 바닥에 댄다.

6 양손으로 바닥을 짚어 상체를 일으켜 탁자 자세로 돌아간다.

* 반대 방향으로 실행할 때의 모습

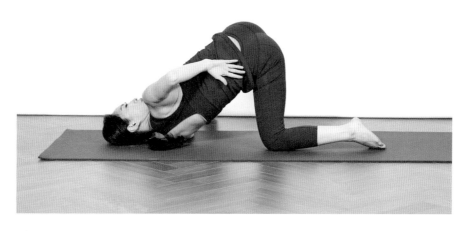

↻ **반대 방향으로 동일하게 실행한다.**

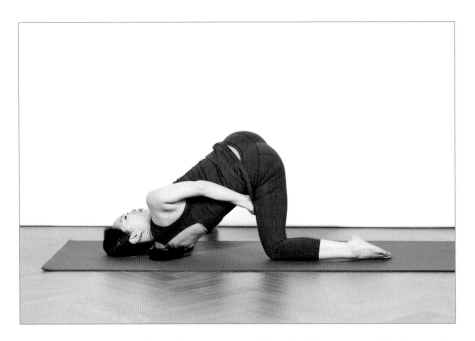

어깨를 더 뒤로 젖힐 수 있다면 등 뒤의 손을 아래로 보내 허벅지 안쪽을 잡는다. 고개를 더 돌려 시선이
위를 향하게 한다. 어깨와 등이 더 강력하게 스트레칭된다.

09   아기 자세(발라 아사나)

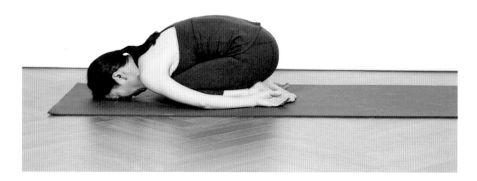

무릎과 발을 모으고 엉덩이를 뒤로 보내 발뒤꿈치 위에 올려놓는다. 양손도 발 옆에 두고, 팔의 힘을 완전히 뺀다.

TIP | 56페이지 볼스터 요가의 아기 자세를 참조한다.

<u>10</u> 무릎 대고 팔 굽혀 펴기(차투랑가 단다 아사나 변형)

1 탁자 자세에서 무릎을 약간 뒤로 보내고 발을
　들어 발목을 꼰다.
2 양팔을 쭉 펴며 양손으로 바닥을 민다.
3 허리나 엉덩이가 바닥으로 처지지 않도록 몸
　의 앞쪽 근육을 수축해 탄탄하게 받친다.
4 아랫배를 꽉 조이고, 엉덩이 근육도 가볍게 조
　인다.

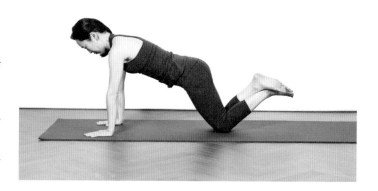

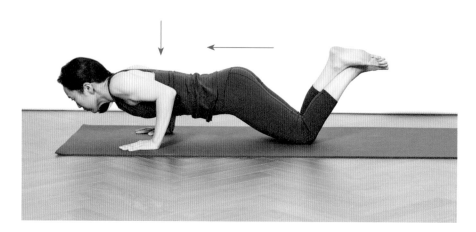

1 숨을 마시며 몸을 약간 앞으로 내밀고 팔꿈치를 구부려 바닥 가까이 내려간다. 몸을 앞으로 내밀지
　않으면 어깨와 가슴만 바닥에 가까워지고 엉덩이는 치켜올린 상태가 되어 효과가 떨어진다.
2 어깨가 직각으로 구부러져 팔꿈치와 수평이거나 그보다 조금 덜 내려간 정도에서 멈춘다.
3 계속 아랫배를 조이며 양손으로 바닥을 강하게 민다.

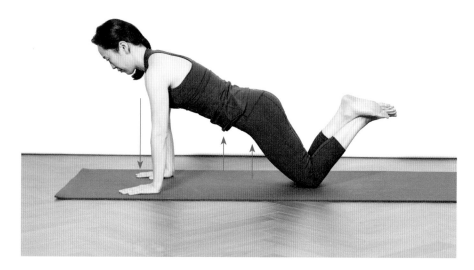

1 숨을 내쉬며 양손으로 힘 있게 바닥을 밀어 몸통을 든다. 아랫배를 계속 수축하여 몸을 받쳐준다.

2 최소 5~8회 이상 반복한다.

3 바닥에 엎드려 양손을 겹쳐 이마 아래에 받치고 다리를 편 후 호흡을 가다듬는다.

주의 사항 | 팔꿈치가 과도하게 구부러져 어깨가 팔꿈치보다 많이 내려가게 하지 않는다. 어깨와 가슴이 지나치게 바닥에 가까워지게 하면서 팔 굽혀 펴기를 반복할 경우 팔꿈치 관절과 어깨 근육에 무리를 줄 수 있다.

TIP | 무릎을 대지 않고 팔 굽혀 펴기를 해왔던 수련자라면 무릎을 펴고 발가락을 바닥에 대어 실행한다. 팔 굽혀 펴기와 같은 상체 단련 운동들은 자세를 바르게 만드는 것을 돕고, 근육의 약화에서 오는 긴장과 피로를 예방하는 효과가 있다.

손목이 약해 팔 굽혀 펴기가
부담이 된다면

손이 작고 손목 관절이 유난히 가는 체형이라면 팔 굽혀 펴기를 할 때 부담스럽거나 수련 이후에 손목이 시큰거릴 수도 있다. 평소에도 손목이 시큰거리는 수련자라면 더욱 무리가 된다. 이러한 경우 다음의 돌고래 자세로 대체한다.

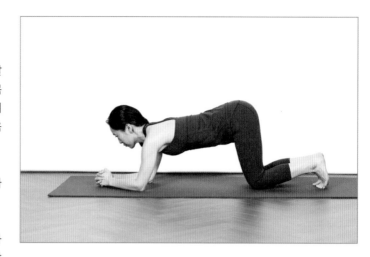

1 탁자 자세에서 양쪽 팔꿈치를 어깨로 내려 바닥에 대고 양손으로 깍지를 낀다.
2 발가락을 구부려 바닥을 짚는다.
3 양쪽 팔꿈치가 바깥으로 벌어지지 않도록 가슴을 위로 밀며 동시에 팔꿈치로 바닥을 단단히 누른다.
4 아랫배를 조인다.

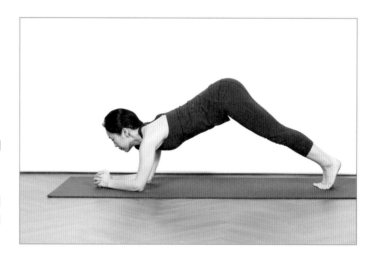

1 무릎을 펴 골반을 들어 올린다.
2 어깨와 팔꿈치가 위아래로 나란히 위치하게 한다.
3 고개를 들어 앞쪽 바닥을 본다.
4 팔꿈치로 계속 바닥을 밀고, 아랫배와 허벅지 앞쪽 근육을 단단하게 조여 바닥으로 처지지 않도록 한다.

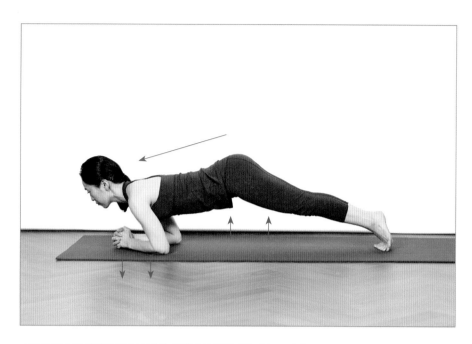

숨을 마시며 몸 전체를 앞으로 민다. 아랫배와 허벅지를 계속 조인다.

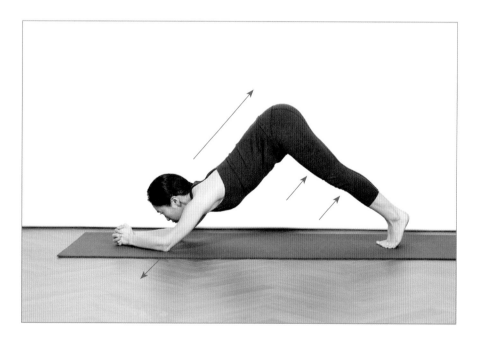

1   숨을 내쉬며 바닥에 닿은 팔 부위로 바닥을 밀며 몸 전체를 뒤로 민다.
2   앞으로 갔다 뒤로 밀기를 최소 5회 이상 반복한다.
3   엎드린다.

    TIP | 팔꿈치가 벌어진다면 102페이지 벨트 요가의 소·고양이 자세처럼 팔꿈치 위를 벨트로 묶는다.

<u>11</u>   비스듬한 어깨 서기(비파리타 카라니)

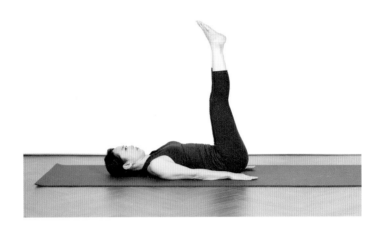

1 등을 바닥에 대고 눕는다.
2 양손으로 골반 옆 바닥을 짚는다.
3 다리를 모으고 양발을 위로 든다.

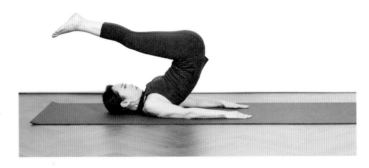

1 숨을 마시며 아랫배에 힘을 주고, 엉덩이와 등
   을 바닥에서 들어 올린다.
2 양손으로 바닥을 민다.

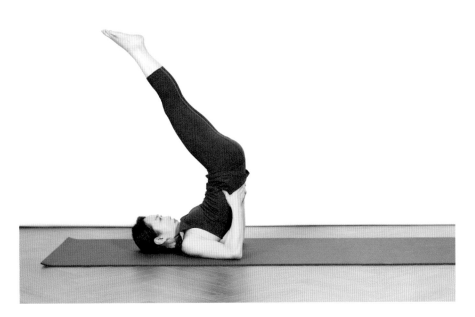

1 팔꿈치를 구부려 양손으로 골반을 감싸듯 엄지손가락이 골반 앞부분에, 나머지 네 손가락이 골반 뒤를 받친다.
2 엉덩이 근육을 조이고, 발끝을 살짝 밀어 하체 뒷부분의 근육을 수축한다.
3 가능한 만큼 발을 서서히 밀어 올린다.
4 자세를 유지한 상태에서 10회 호흡한다.

주의 사항 | 거꾸로 서는 자세들은 중력에 의해 혈액이 아래에 있는 머리 쪽으로 모이고, 체중이 어깨에 실리게 된다. 따라서 혈압이 높은 수련자의 경우에는 서서히 시도하고, 자세를 억지로 만들지 않으며, 오래 유지하지 않도록 주의한다. 점진적으로 늘려가도록 한다. 식후 소화가 덜 되어 속이 불편할 때는 자세를 즉시 풀어준다. 생리 중일 때에는 하지 않는다. 요가 생리학에 영향을 미친 인도 의학인 아유르베다에서는 이 자세가 아래로 내려가는 기운을 역행시키기 때문에 생리할 때에는 좋지 않다고 한다.

TIP | 비파리타 카라니는 본래 인도 전통 하타 요가의 무드라로 아사나와는 다르다. 전통 하타 요가에서 아사나는 체위, 명상 좌법이며 무드라는 인체 내의 생명 에너지를 다루기 위한 기법으로 그 목적이 아사나와는 구별된다.

**고급 자세
시도하기**

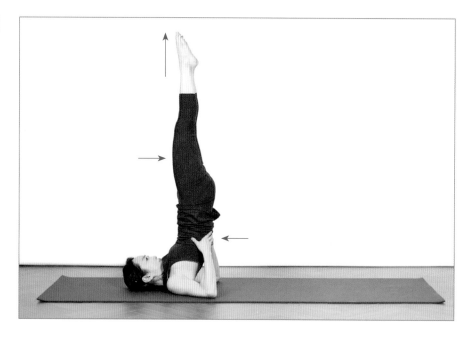

뒷목이 불편하지 않고, 양손으로 몸을 더 앞으로 밀 수 있다면 어깨 서기(살람바 사르방가 아사나)를 시도한다. 양손으로 허리와 등 사이를 잡은 후 등을 앞으로 민다. 골반을 바닥과 수직으로 세운 다음 발끝을 쭉밀면서 양발을 들어 올린다. 최종적으로 어깨에서 발끝까지 일직선이 되게 한다.

주의 사항 | 목뒤의 근육이 길게 늘어나고, 어깨가 잘 젖혀져 체중이 어깨에 실려야 하는 자세이다. 목에 체중이 실리거나 지나치게 당긴다는 느낌이 있을 때는 자세를 바로 풀어준다. 목 부분은 항상 섬세하게 다뤄야 한다.

목이 바닥에 닿아 아프다면

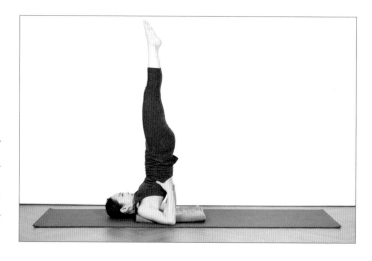

목이 뻣뻣한 수련자는 담요를 접어 어깨 아래에 받쳐준다. 비스듬한 어깨 서기를 담요 없이 할 수 있는 수련자라도 완전히 몸을 수직으로 펴는 어깨 서기를 할 때 목이 부담될 수 있다. 이때 담요가 어깨의 높이를 높여주어 목이 지나치게 구부러지지 않게 해준다.

<u>12</u>　쟁기 자세(할라 아사나)

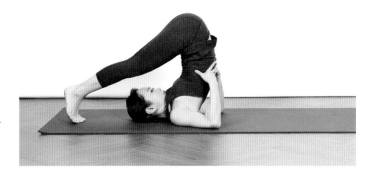

1　숨을 내쉬며 발을 내리고, 발가락을 구부려 바닥에 댄다.
2　양손으로 등을 좀 더 앞으로 민다.

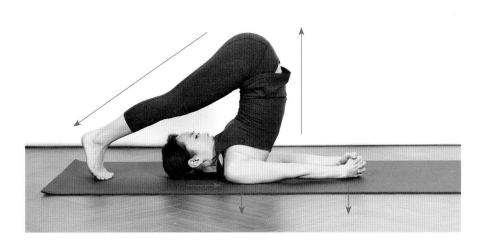

1　발을 완전히 바닥에 댄 후 양손을 모아 깍지를 낀다.
2　어깨를 하나씩 들썩여 뒤로 모아 팔로 바닥을 민다.
3　골반은 위로 밀며 발뒤꿈치는 바닥 쪽으로 민다. 가능한 한 어깨를 귀와 멀어지도록 뒤로 젖힌다.
4　가능하면 척추가 바닥과 수직이 되게 하고 턱을 쇄골 사이에 둔다. 이때 체중이 목이 아닌 어깨에 실리게 한다.
5　자세를 유지한 채 10회 호흡한다.

주의 사항 | 목에 문제가 있는 경우 역시 무리하지 않는다. 어깨 서기보다 목이 더 강하게 늘어나는 자세이기 때문이다. 스스로 자세를 할 수 없다면 억지로 자세를 만들지 않는다. 얼굴 쪽으로 압력이 높아지기 때문에 혈압이 높거나 안압이 높은 수련자는 주의해야 한다. 이 자세 역시 생리 중일 때에는 하지 않는다.

TIP | 쟁기 자세는 몸의 뒤쪽 근육을 강하게 스트레칭하는 자세이다. 앉은 전굴 자세 종류가 허리부터 발바닥까지 가장 강한 스트레칭 자세라면, 쟁기 자세는 목에서 등까지 이어지는 라인을 가장 강력하게 스트레칭하는 자세이다. 목 디스크 질환과 같은 문제가 없다면, 등과 목의 피로를 개운하게 풀어주는 데 쟁기 자세만큼 효과적인 것도 드물다.

목이 불편하다면

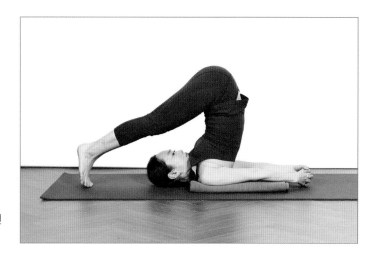

쟁기 자세 역시 어깨 밑에 담요를 대고 수련하면
목의 부담을 줄일 수 있다.

발을 바닥에 대기 어렵다면

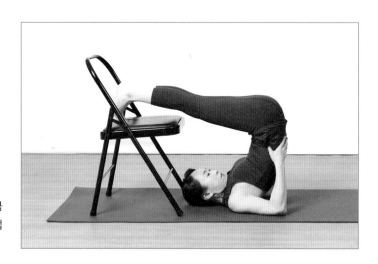

양손으로 등이나 허리를 받치고 발은 가능한 만큼
만 내린다. 벽이나 의자를 이용하는 것도 좋은 방법
이다.

13   물고기 자세(마츠야 아사나)

1. 깍지를 풀고 양손을 최대한 좁혀 엄지손가락끼리 붙인다. 손바닥으로 바닥을 짚는다.
2. 배에 힘을 주고, 골반을 깊이 접어 상체와 하체가 서로 가까운 상태를 유지하며 천천히 엉덩이를 바닥으로 내린다.
3. 가능한 한 손으로 바닥을 밀고 배를 조여 척추뼈 하나씩 바닥에 도장을 찍듯이 내려놓는다.

주의 사항 | 배에 힘이 충분히 들어가지 않으면 '털썩' 하고 엉덩이가 바닥에 떨어지게 된다. 떨어뜨리는 충격으로 허리에 자극이 갈 수 있으므로 주의를 기울여 천천히 내려간다.

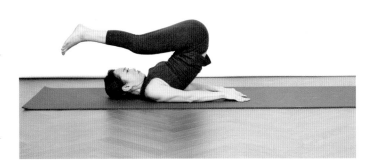

1. 등이 바닥에 닿으면, 어깨를 귀에서 더 멀어지게 하고 팔을 최대한 발 쪽으로 길게 뻗는다.
2. 엉덩이를 양쪽 손등 위에, 발을 바닥으로 천천히 내려놓는다.

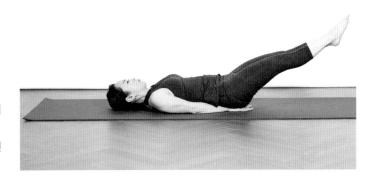

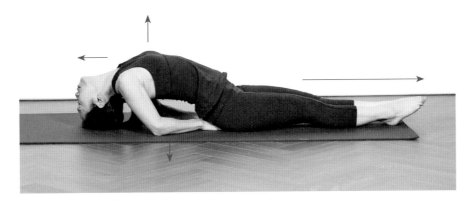

1 숨을 마시며 양쪽 팔꿈치를 구부리고, 가슴을 들어 정수리를 바닥에 댄다.
2 어깨를 좀 더 뒤로 모으고 양쪽 날개뼈를 허리 쪽으로 끌어당기며 팔꿈치로 바닥을 강하게 민다. 발 끝을 멀리 뻗는다.
3 가슴을 위로 밀고 어깨는 계속 뒤로 젖혀 가슴을 최대한 확장한다.
4 자세를 유지한 상태에서 5회 호흡한다.
5 숨을 내쉬며 팔의 힘을 풀어 천천히 뒤통수를 바닥에 대고, 손을 풀어 골반 옆 바닥에 둔다.

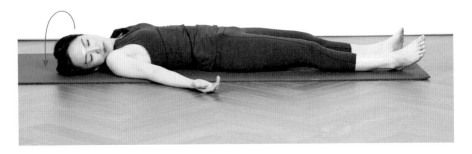

1 발도 긴장을 풀고, 몸 전체를 이완한다.
2 편안하게 호흡하면서 고개를 좌우로 천천히 2~3회 움직여 부드럽게 목을 푼다.

주의 사항 | 머리에 체중이 실리지 않도록 주의한다. 어깨를 최대한 뒤로 젖히고 가슴을 들어서 체중이 주로 팔에 실리게 한다. 초보 수련자 중 드물게 물고기 자세를 수련한 이후에 멀미를 호소하는 경우가 있다. 목과 등 사이에 있는 척추에서 구토 증세와 관련한 신경이 갈라져 나오는 지점이 있는데 이와 관련이 있다. 물고기 자세를 수련한 이후 불편한 증상이 있다면 누운 상태에서 양손으로 깍지를 끼고 뒤통수를 받쳐 고개를 들고 발가락을 본다. 금방 가라앉게 될 것이다.

TIP | 물고기 자세는 가슴을 확장하고 목의 앞부분을 늘여 앞서 수련한 어깨 서기 및 쟁기 자세와는 반대되는 자세이다. 어깨 서기와 쟁기 자세는 뒷목을 매우 강하게 늘이고 자극하는 자세이기 때문에, 이 두 자세를 수련한 이후에는 물고기 자세로 마무리를 하는 것이 좋다. 또 거북목이거나 자세가 앞으로 구부정할 경우 꾸준히 수련한다면 효과적으로 자세를 교정할 수 있다.

14 송장 자세(사바 아사나)

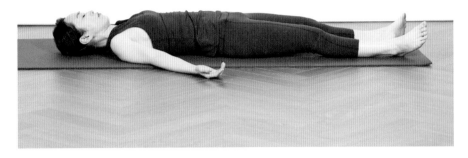

1 팔과 다리의 모든 긴장을 풀고, 몸을 바닥에 편안히 맡긴다.
2 숨이 저절로 들어오고 나가도록 내버려둔다.

TIP | 93페이지 블록 요가의 송장 자세 및 115페이지 벨트 요가의 송장 자세를 참조한다. 허리가 불편하다면 199페이지의 송장 자세를 참조한다.

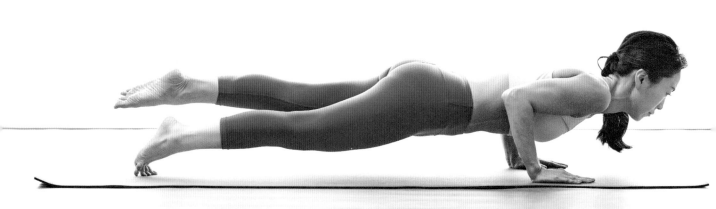

HEALING YOGA

힐링 요가

힐링(healing) 요가는 심신을 안정시키고 편안히 이완 시켜주는 요가이다.

비교적 어렵지 않고 강한 근력을 요구하지 않는 동작들로 구성되어 있으며, 긴장의 해소와 피로 회복에 탁월한 효과가 있다. 수련을 하는 시간대, 피로가 많이 쌓인 신체 부위, 심리적 상태에 맞춰 다양한 시퀀스를 구성할 수 있다.

힐링 요가 수련의 주요 목적은 심신의 이완과 피로 회복이다. 몸이 뻣뻣하다고 느끼는 요가 입문자나 바쁜 일상에 쫓겨 지쳐 있는 직장인도 무리 없이 수련할 수 있기 때문에, 많은 사람들에게 편안하고 부담이 적은 요가로 잘 알려져 있다.

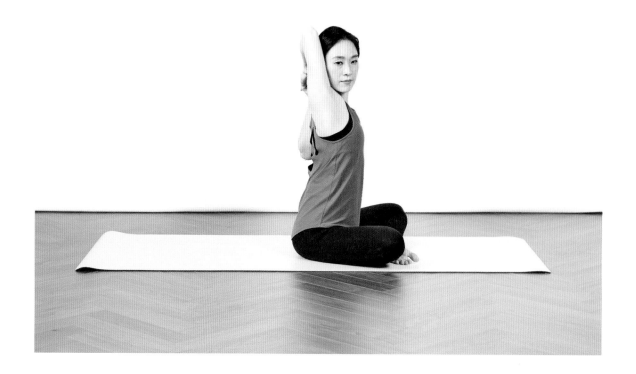

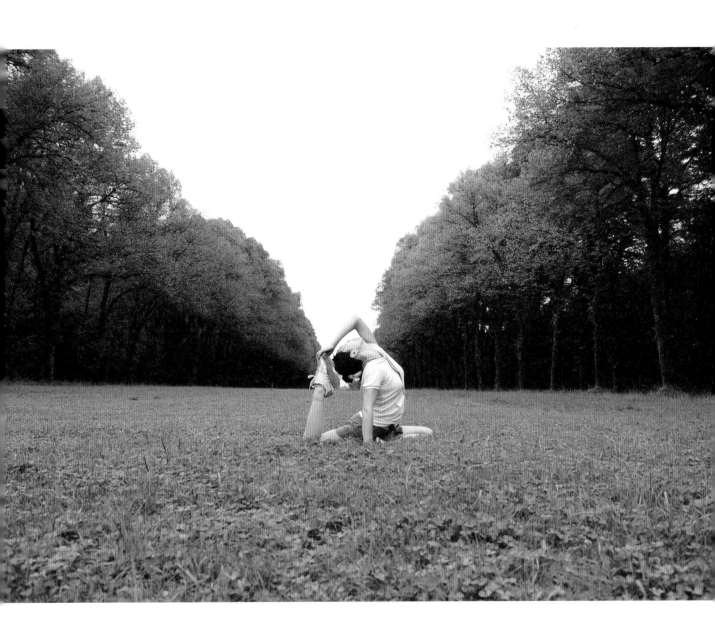

요가 아사나 수련은
마치 새로운 곳에 여행을 갔을 때
그곳의 경치를 보고 느끼듯,
혹은 맛있는 음식을 씹으며
맛과 향을 천천히 음미하듯,
몸의 느낌을 마음으로 받아들여
몸과 대화하는 과정이다.
충분히 바라보고, 느끼고, 즐겨라.

1

아침을 여는 요가

Healing Yoga

아침을 여는 요가
QR코드

아침에 일어나 이불 밖으로 나가기 싫을 때, 깨기는 했지만 머리가 맑지 못할 때, 온몸이 찌뿌둥할 때, 혹은 하루를 가볍게 시작하고 싶을 때 이 요가 시퀀스를 수련하면 도움이 된다. 기상 직후에는 매트를 따로 깔고 준비하여 몸을 크고 강하게 움직이는 요가 수련은 부담감 때문에 아예 안 하게 될 수도 있다.

이에 매우 쉽고 간단한 동작부터 하도록 고안한 시퀀스를 소개한다. 막 잠에서 깬 누운 상태에서 서서히 몸을 일으키는 순서로 되어 있다. 목을 움직이고 순차적으로 손목, 발목을 움직이다 보면 몸 안에서 활력이 도는 것을 느낄 수 있다. 아무 생각하지 말고, 그냥 이부자리에서 따라하면 된다. 어느새 자리에서 일어나 있게 될 것이다.

아침의 바쁜 여건을 고려하여 시간이 너무 길어지지 않도록 호흡수를 다소 짧게 제한하였다. 여유가 있다면 자세 하나하나에 조금 더 시간을 투자해도 좋다.

아침을 여는 요가 시퀀스와 자세

/

밤새 자고 일어난 직후에는 몸이 뻣뻣하며 활기차게 움직이기 어렵다. 그러한 이유로 아침을 여는 요가 시퀀스는 매우 쉽고 간단한 관절 풀기로 시작하여 서서히 전신을 자극하는 순서로 만들었다. 쉽고 부담이 적은 자세로 심장에서 먼 부위부터 하나씩 움직여 손목, 어깨, 발목, 고관절, 척추 순서로 점차 몸을 풀다 보면 어느새 잠이 달아나고 일어나 앉아 있는 자신을 발견할 것이다. 발목 운동이 다른 요가 시퀀스보다 많은 편이다. 발은 제2의 심장으로 불릴 만큼 하지 쪽의 혈액 순환에 지대한 역할을 하기 때문이다. 시간이 없는 날이면 시퀀스를 다 하지 않아도 무방하다. 기지개와 발목 운동까지만 해도 성공이다. 바쁜 상황에 무리하여 근육통을 얻는 것보다는 간단한 수련으로 약간의 활력을 얻는 것이 더 효율적이다. 즐겁게 하루를 시작하자.

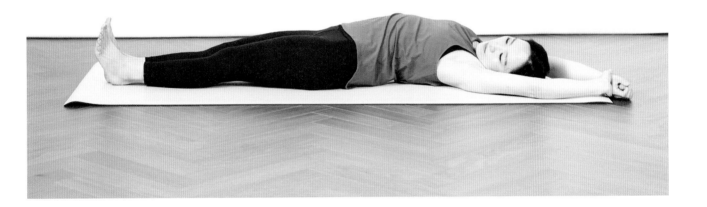

아침을 여는 요가 시퀀스

1. 송장 자세

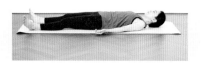

2. 고개 좌우로 움직이기

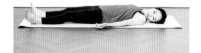

3. 손목 늘이기

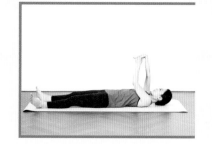

7. 발끝 치기

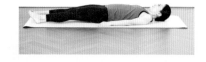

8. 기지개-측면 늘이기 ↻

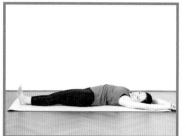

9. 누워서 무릎 굽혀 당기기

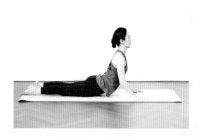

13. 코브라 자세

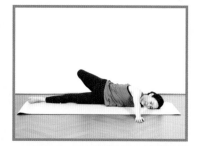

14. 엎드린 악어 자세 ↻

15. 고양이 자세

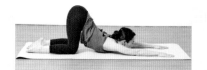

4. 어깨 접어 늘이기 ↻

5. 발목 당기고 늘이기 반복

6. 발목 돌리기 ↻

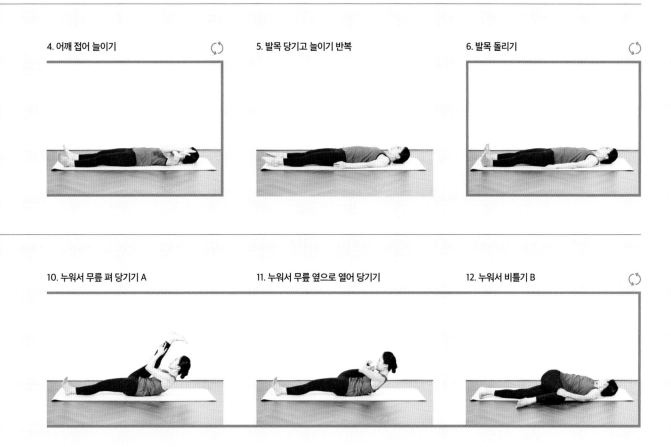

10. 누워서 무릎 펴 당기기 A

11. 누워서 무릎 옆으로 열어 당기기

12. 누워서 비틀기 B ↻

16. 편안히 앉은 자세

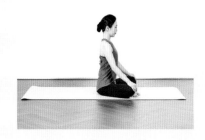

01 송장 자세(사바 아사나)

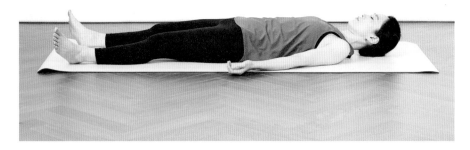

1   누워 있는 자리에서 송장 자세를 한 채 아침의 환한 햇살을 가만히 느껴본다.

2   숨을 마시고 내쉴 때 몸의 어느 부위가 움직이는지, 숨이 거친지 부드러운지, 또 느린지 빠른지, 눈을 감은 채 감각으로 살펴본다.

3   서서히 눈을 뜬다.

02 고개 좌우로 움직이기

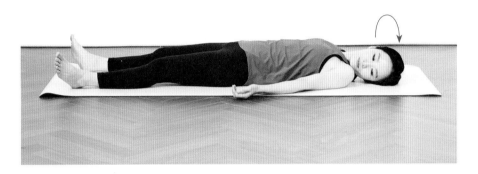

1 숨을 내쉬면서 고개를 한쪽 방향으로 천천히 움직인다.
2 가급적 귀가 바닥에 가까워지게 충분히 목을 돌린다.
3 숨을 마시며 천천히 중앙으로 돌아간 다음, 숨을 내쉬며 반대쪽으로 고개를 움직인다.
4 좌우 각 3회 반복한다.

03   손목 늘이기

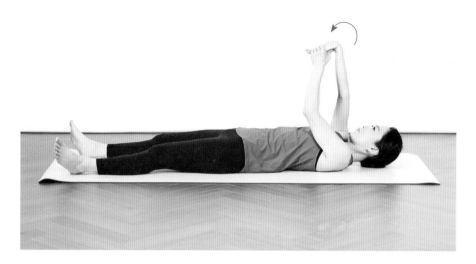

1   숨을 마시며 오른손을 들어 올린다. 이때 손박이 얼굴을 향한다.
2   왼손 엄지손가락을 오른손 손등에 대고 나머지 네 손가락으로 오른손 손바닥을 감싸 잡는다.
3   숨을 내쉬며 왼손으로 오른쪽 손목을 뒤로 젖혀 오른팔 안쪽을 늘인다.
4   3회 호흡하면서 가능한 만큼 손목을 깊이 젖힌다.
5   숨을 마시며 손목을 펴 중립으로 돌아간다.

<u>04</u>   어깨 접어 늘이기

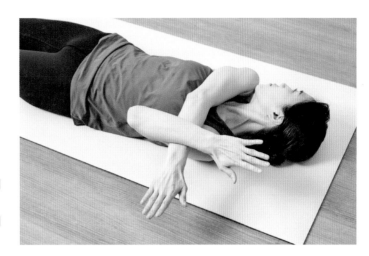

1   오른손을 든 상태에서 왼팔 팔꿈치를 구부리
   고 오른팔 아래쪽을 감싼다.
2   숨을 내쉬며 왼쪽 팔꿈치를 구부려 오른팔이
   왼쪽 가슴에 닿도록 당긴다.

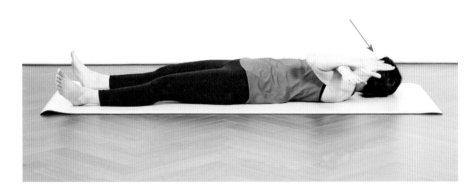

1   오른쪽 어깨가 바닥에서 높이 들리지 않게 뒤로 당기며, 귀 쪽으로 올라가 붙지 않도록 허리 쪽으로
   끌어 내린다.
2   3회 호흡하며 오른쪽 어깨 바깥쪽과 팔뚝 윗부분이 당기는 느낌에 주의를 둔다.
3   숨을 내쉬며 팔을 풀어 내린다.

   ↻ **반대쪽 팔로 손목 늘이기와 어깨 접어 늘이기(244~245페이지)를 동일하게 실행한다.**

05 발목 당기고 늘이기 반복

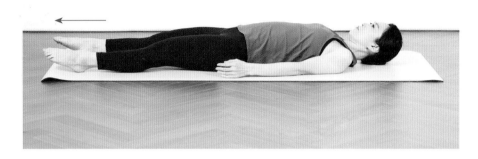

1 편안하게 누운 자세에서 양발을 골반 너비만큼 벌린다.
2 숨을 마시며 발끝을 멀리 밀어 발등과 앞쪽 발목을 스트레칭한다.
3 발등이 당기고 위쪽 허벅지가 조여 무릎을 위로 당기는 감각에 집중한다.

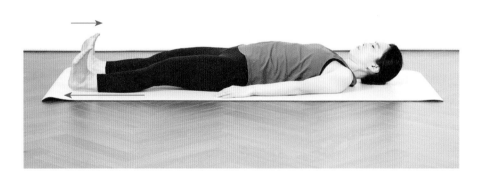

1 숨을 내쉬며 발끝을 몸 쪽으로 바짝 당겨 발바닥과 아킬레스건, 그리고 종아리를 스트레칭한다.
2 가능한 한 발뒤꿈치가 바닥에서 살짝 뜰 정도로 힘차게 발목을 수축한다.
3 호흡과 함께 동작을 5회 반복한다.

   TIP | 이 자세를 충실히 반복할수록 발목의 스트레칭 효과뿐만 아니라 다리 전체의 근육을 사용하여 하
   지 및 전신의 혈액 순환에 도움이 된다. 오래 앉아 있을 때에도 할 수 있는 간단하지만 꽤 효과적인 운동
   법이다. 다리가 붓거나 혈액 순환 문제에 의한 질환을 예방하는 효과가 있다.

<u>06</u>　발목 돌리기

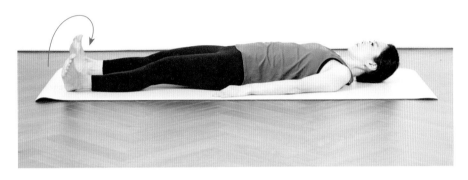

1　양쪽 발을 골반 너비 간격으로 벌린다.
2　자연스럽게 호흡하며 양발을 동시에 한 방향으로 크게 회전한다.

1　발을 최대한 크게 움직여 발의 바깥쪽 날이 바
　　닥을 스칠 정도로 회전한다.
2　한 방향으로 5회 회전한다.

　　↺ **반대 방향으로 동일하게 실행한다.**

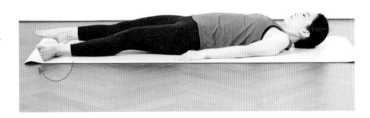

07   발끝 치기

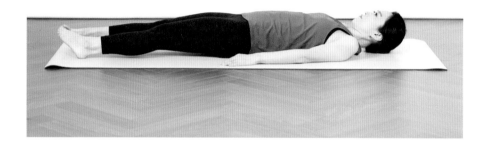

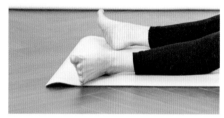 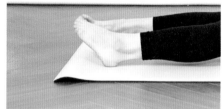

1   양쪽 발을 골반 너비 간격으로 벌린다.
2   오른발과 왼발을 서로 바깥쪽을 향해 벌어지게 하여 바닥을 쳤다가 안으로 향하게 하여 엄지발가락
    끼리 가볍게 맞부딪치기를 빠르게 반복한다.
3   자연스럽게 호흡하며 약 30회 반복한다. 시간적 여유가 있다면 100회 정도 반복해도 좋다.

    TIP | 147페이지 골반 교정 요가의 발끝 치기를 참조한다. 앉은 자세에서 하느냐 누운 자세에서 하느냐
    의 차이가 있을 뿐 나머지는 동일하다.

<u>08</u>　기지개-측면 늘이기

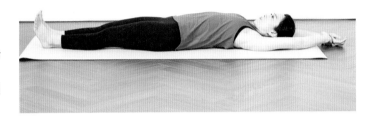

1　양팔을 머리 옆으로 뻗어 왼손으로 오른쪽 손목을 잡는다.
2　양쪽 발은 가지런히 모으고 숨을 마시며 전신을 위아래로 길게 늘인다.

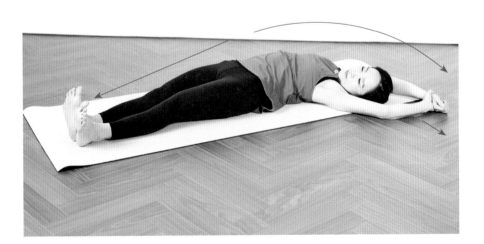

1　숨을 내쉬며 왼손으로 오른쪽 손목을 당긴다. 동시에 양발을 왼쪽으로 밀어 전체적으로 몸을 C자로 만든다.
2　숨을 끝까지 내쉬며 최대한 오른쪽 옆구리를 늘인 후 들숨에 원위치로 돌아간다.

🔄 **반대 방향으로 동일하게 실행한다.**

TIP | 아침의 기지개는 자는 동안 굳어 있는 근육을 풀어주며 머리를 맑게 하여 전신에 활력을 준다. 어린아이나 강아지, 고양이들이 기지개 켜는 모습을 종종 볼 수 있는데 이는 건강을 유지하려는 신체 기능이 잘 작동하고 있어서이다. 아침이 아니어도 기지개는 혈액 순환을 촉진하고 활력을 주는 효과가 있으므로 종종 해주면 좋다.

09   누워서 무릎 굽혀 당기기(파완묵타 아사나)

1   반듯하게 누워서 다리를 펴고 발을 모은다.
2   오른쪽 다리를 구부려 깍지 낀 양손으로 무릎 아래 정강이를 감싸 잡는다. 발끝을 몸 쪽으로 당긴다.
3   왼쪽 다리가 바닥에서 뜨지 않도록 다리를 길게 밀며 왼쪽 발끝 역시 몸 쪽으로 당긴다.
4   어깨 뒷부분이 바닥에 닿도록 뒤로 당긴 다음 어깨와 귀가 멀어지게 한다.
5   숨을 내쉬며 팔을 구부려 오른쪽 다리를 바짝 당겼다가, 숨을 마시며 힘을 뺀다.
6   3회 반복한다.

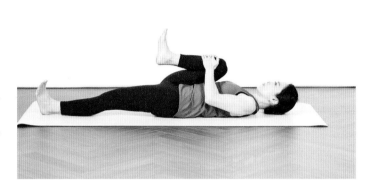

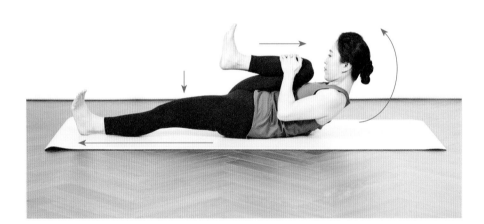

1   숨을 내쉬며 양손으로 다리를 당겨 가슴에 바짝 붙인다.
2   배 근육을 수축하여 등이 들리고, 그 위의 머리가 자연스럽게 들려 코와 무릎이 가까워지게 한다.
3   다시 한 번 어깨와 귀를 멀어지게 한다.
4   목에 과도한 긴장이 들어가지 않았는지 체크한다. 목에 과도하게 힘이 들어갔다면 배를 더욱 조이고 시선이 무릎이 아닌 약간 위쪽을 보게 해 목의 긴장을 덜어내도록 한다.
5   5회 호흡하며 자세를 유지한 뒤 숨을 내쉬며 천천히 고개를 내리고 팔을 푼다.

주의 사항 | 목 디스크로 고생하는 경우 이 자세에서 고개를 들지 않고 배 근육을 조여 무릎만 깊게 당기도록 한다. 등이 바닥에서 뜨지 않는데 머리만 들면 효과는 떨어지고 목만 아프다. 배 근육을 수축하는 힘을 기른 후에 고개를 든다.

10   누워서 무릎 펴 당기기 A(숩타 파당구쉬타 아사나 A)

1 그대로 오른쪽 무릎을 펴 발을 위로 든다. 양손
  으로 깍지를 껴 허벅지 뒤를 감싼다.

2 숨을 마시며 전체 배 근육을 조여 바닥에서 등
  을 떼어 들어 올린다. 고개도 자연스럽게 든다.

3 어깨가 말려서 올라가지 않도록 어깨를 뒤로
  당기고 귀와 멀어지게 한다.

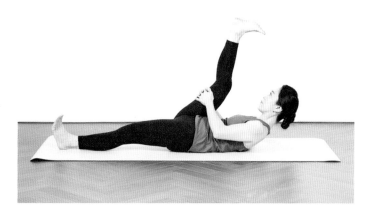

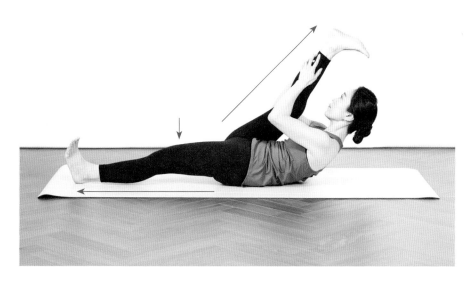

1 숨을 내쉬며 다리를 더욱 당기고, 무릎을 조금씩 편다.

2 왼쪽 다리가 뜨지 않도록 왼쪽 다리를 골반에서부터 길게 밀어주는 느낌으로 발뒤꿈치를 민다.

3 5회 호흡하며 자세를 유지한다.

4 숨을 내쉬며 고개를 내려놓고 오른쪽 다리는 바깥쪽으로 구부린다.

주의 사항 | 목뼈 질환으로 고생하는 경우 억지로 고개를 들지 않는다. 다리 뒤가 타이트해서 왼쪽 다리
가 많이 들린다면 왼쪽 다리를 구부려 세우고 실시한다.

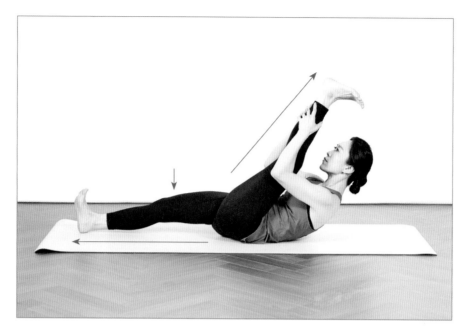

만일 다리를 곧게 펼 수 있다면 양손으로 종아리나 발목을 잡고 완전히 무릎을 편다. 좀 더 가능하다면
다리를 얼굴 쪽으로 당기고 상체를 더 들어 올린다.

11   누워서 무릎 옆으로 열어 당기기(파완묵타 아사나 변형)

1 오른쪽 무릎을 옆으로 구부려 양손으로 오른 발을 잡는다.

2 왼쪽 다리가 구부러지거나 뜨지 않도록 허벅 지를 바닥으로 누르고 발끝을 당긴다.

3 어깨에 힘이 들어가 바닥에서 높이 뜨지 않게 뒤로 당긴다.

4 이 상태만으로도 오른쪽 엉덩이가 강하게 당긴 다면, 다음에 나오는 팔로 발과 다리를 감싸는 것을 생략한다. 손으로 발을 잡은 상태에서 등 과 고개를 들고 호흡하면서 자세를 유지한다.

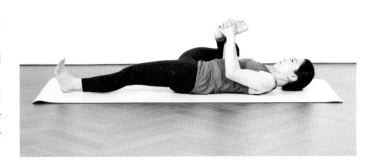

1 양팔로 오른쪽 무릎과 오른발을 껴안듯이 감 싸 안은 후 양손으로 깍지를 끼고 고개를 든다.

2 숨을 내쉬며 오른쪽 다리를 더욱 가슴 쪽으로 당기고, 배 근육을 조인다.

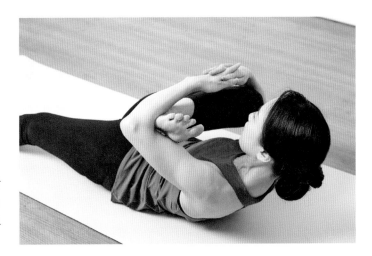

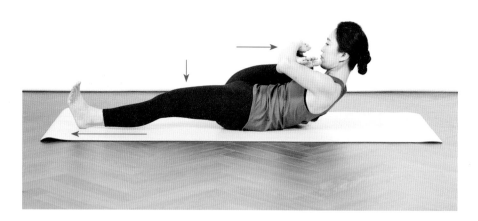

1   어깨를 귀에서 멀어지게 하고, 날개뼈를 살짝 뒤로 당긴다.

2   오른발을 조금씩 왼쪽으로 밀어 오른발과 오른쪽 무릎이 좌우 나란한지 확인한다.

3   엉덩이와 허벅지가 더욱 당기는 것을 느끼며 호흡한다. 내쉬는 숨에 굳어 있는 엉덩이와 허벅지 근육이 부드럽게 풀린다고 생각한다.

4   5회 호흡하며 자세를 유지한다.

5   숨을 내쉬며 고개를 바닥에 내려놓고 오른쪽 다리는 팔에서 풀어 가볍게 든다.

주의 사항 | 다리를 끌어안으면서 어깨가 둥글게 말리고 힘이 들어가기 쉽다. 어깨가 긴장하면 신체 에너지를 쓸데없는 데에 낭비하게 된다. 손으로 발이나 다리를 잡을 때는 항상 어깨 근육이 긴장하는지 신경을 써야 한다.

TIP | 9~11 자세들은 바람 빼기 자세 시리즈로 몸 안의 바람(인도의 전통 의학 아유르베다에서는 바람의 기운이 몸에 많으면 질환이 생긴다고 생각한다)을 제거하는 자세들이다.

<u>12</u>   누워서 비틀기 B(자타라 파리브르타 아사나 변형)

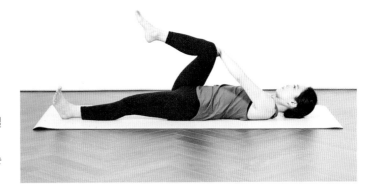

1 숨을 마시며 오른팔을 옆으로 펼쳐 어깨와 일
  직선이 되도록 한다.
2 오른쪽 다리를 ㄱ자 형태로 구부려 들고, 왼손
  으로 오른쪽 무릎 바깥쪽을 짚는다.

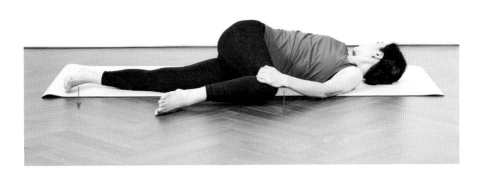

1 숨을 내쉬며 오른쪽 다리를 왼쪽으로 넘긴다.
2 상체를 오른쪽 다리와 반대 방향으로 비틀고, 가슴이 천장을 향하게 한다. 옆으로 벌린 팔을 쭉 늘이
  며, 어깨 뒷면을 바닥에 지그시 누른다.
3 왼쪽 다리는 발목을 구부려 발로 바닥을 누른다.
4 숨을 내쉴 때마다 배꼽이 등에 닿는다는 느낌으로 배를 바짝 조이며 상체를 더욱 비튼다.
5 5회 호흡하며 자세를 유지한다.
6 숨을 마시며 서서히 처음 자세로 돌아가 팔과 다리를 풀고 모두 바닥에 내려놓는다.

   주의 사항 | 이 자세는 골반 측면과 허벅지 바깥쪽 측면 근육을 스트레칭한다. 그런데 허리만 회전하는
   경우 그 부위의 스트레칭 효과는 적고 허리 근육만 지나치게 늘어나게 된다. 바닥에 펴놓은 다리로 바닥
   을 밀어서 허리의 지나친 회전을 방지하는 한편, 골반과 허벅지 측면의 스트레칭 효과를 높인다.

* 반대쪽에서 볼 때 손의 위치

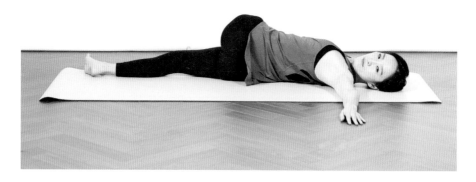

↺ 누워서 무릎 굽혀 당기기, 누워서 무릎 펴 당기기 A, 누워서 무릎 옆으로 열어 당기기, 누워서 비틀기 B(250~258페이지)를 반대쪽 다리로 동일하게 실행한다.

13   코브라 자세(부장가 아사나)

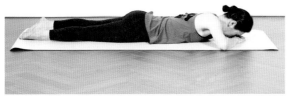

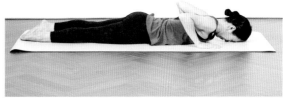

뒤로 돌아누워 엎드린 휴식 자세를 취한다.

1   양쪽 다리를 편 상태에서 골반 너비로 벌린다.
2   이마를 바닥에 대고 양손은 어깨나 가슴 옆을 짚는다.

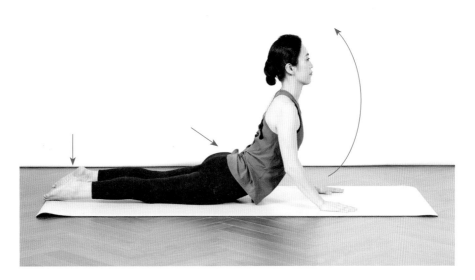

1   숨을 마시며 천천히 상체를 일으킨다.
2   팔꿈치를 약간 구부리고 윗등 근육을 허리 쪽으로 끌어 내려 어깨가 올라가지 않게 한다. 시선은 약간 위를 향한다.
3   발이 뜨지 않게 바닥을 누르고, 아랫배와 엉덩이 근육을 조이며 손으로 바닥을 민다.
4   5회 호흡하며 자세를 유지한다.
5   숨을 내쉬며 상체를 서서히 내려놓아 엎드린 자세로 돌아간다.

**고급 자세
시도하기**

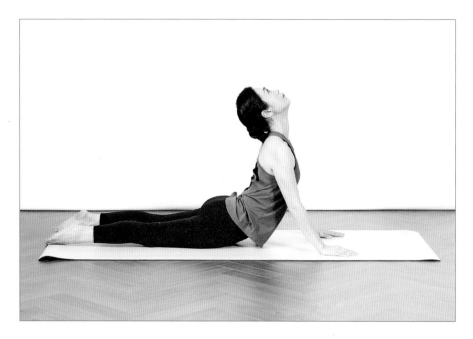

어깨가 올라가지 않고 팔을 완전히 펼 수 있다면 시도한다. 고개를 가볍게 젖혀 천장을 보며 척추를 쭉 뻗어주는 느낌으로 수련한다. 허리에 통증이 느껴질 경우 무리해서 하지 않는다.

**코브라 자세를 했을 때
허리에 통증이 있다면**

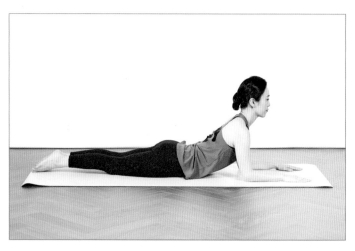

요추 추간판 탈출증(허리 디스크)이 있는 초보자의 경우, 이런 자세를 할 때 통증을 느끼는 경우가 있다. 그럴 때는 스핑크스 자세로 대체하여 점진적으로 허리를 젖힐 수 있는 가동폭을 늘려간다.

1   엎드린 자세에서 양손을 어깨너비로 벌리고 머리 옆을 짚는다. 발은 가지런히 모은다.
2   숨을 마시면서 고개와 가슴을 든다. 귀가 어깨와 멀어지도록 목을 길게 뺀다.
3   어깨를 아래로 끌어 내리며 아래팔로 바닥을 밀고, 팔꿈치를 바닥에 둔 채 가슴을 최대한 위로 든다. 이때 어깨와 팔꿈치가 수직이어야 한다.
4   꼬리뼈를 바닥으로 말아 내리고 배와 엉덩이 근육을 조이며 발을 뒤로 쭉 편다.
5   5회 호흡한 후 엎드린 자세로 돌아간다.

14 엎드린 악어 자세(자타라 파리브르타 아사나 변형)

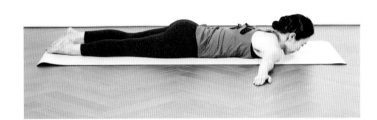

1 엎드린 자세에서 양팔을 좌우로 편다.
2 턱을 바닥에 대고 다리를 모은다.

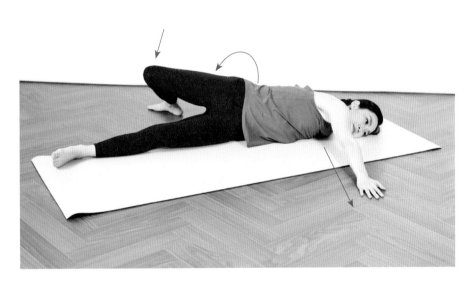

1 숨을 마시며 오른쪽 다리를 구부려 들어 올린 후 왼쪽 바닥에 오른발이 닿도록 넘긴다.
2 오른팔을 오른쪽 옆으로 밀며 오른쪽 어깨와 가슴을 바닥으로 낮춘다.
3 넘긴 무릎을 바닥 쪽으로 조금씩 낮춰 개운한 자극이 오는 지점을 찾는다.
4 자세를 유지하며 5회 호흡한다.
5 들숨에 다리를 들어 원위치로 돌아간다.

* 뒤에서 봤을 때 손과 발의 위치

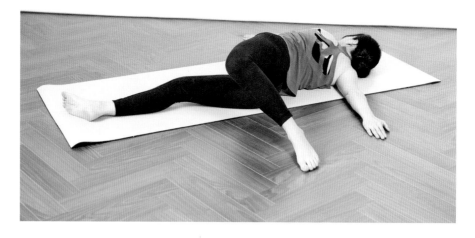

↻ 반대쪽 다리로 동일하게 실행한다.

고급 자세
시도하기

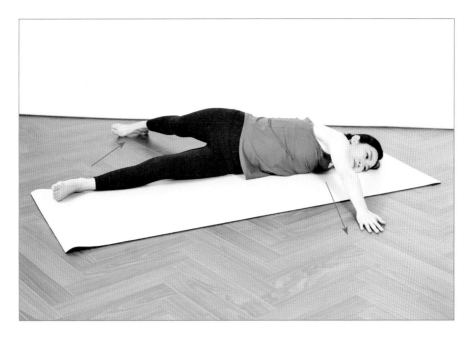

* 뒤에서 봤을 때 손과 발의 위치

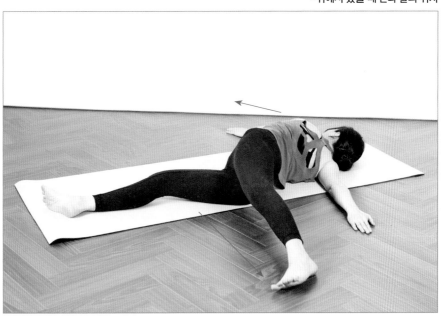

허리와 무릎에 통증이 없다면, 뒤로 넘긴 다리를 서서히 뒤로 편다. 가능하다면 골반에서 뒤로 일직선으로 편다. 반대쪽 다리와 뒤로 보낸 다리 간격이 벌어질수록 아랫배와 골반 앞부분의 속근육을 이완하는 효과가 있다.

261

<u>15</u>　고양이 자세(비달라 아사나)

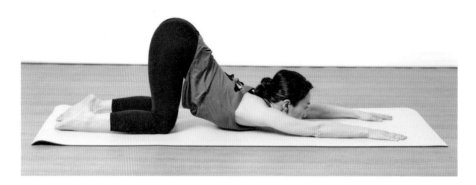

1　양손을 머리 옆으로 당겨 어깨너비로 벌려 짚는다.
2　숨을 마시며 양손으로 바닥을 밀어 골반을 뒤로 밀어 올린 후, 숨을 내쉬며 가슴을 바닥으로 낮춘다.
3　무릎과 골반을 수직으로 맞추고 발등으로 바닥을 누른다.
4　아랫배를 조이고 골반을 위로 밀어 올리되 치골을 살짝 복부 쪽으로 당겨 허리가 꺾이지 않게 한다.
5　손과 골반을 서로 반대 방향으로 밀어낸다.
6　5회 호흡한다.

TIP | 55페이지 볼스터 요가의 고양이 자세 또는 67페이지 블록 요가의 고양이 자세를 참조한다. 여기서는 볼스터나 블록 없이 실행한다. 가슴이 더 많이 내려가기는 하지만, 기본 요소는 동일하다. 초보자라도 침대나 이부자리처럼 푹신한 곳에서 한다면, 도구 없이 하더라도 불편함이 적을 것이다.

주의 사항 | 목이 불편하다면 턱 대신 이마를 바닥에 댄다. 가슴이 바닥에 닿지 않고 팔 윗부분에 통증이 느껴지는 경우에는 골반을 무릎보다 약간 뒤에 위치하게 한다. 그런 뒤 팔을 옆으로 조금 벌려 팔꿈치를 구부리고 양손을 살짝 모은다. 억지로 가슴을 바닥에 닿게 하려고 힘을 주어 누르지 않는다.

16 편안히 앉은 자세(수카 아사나)

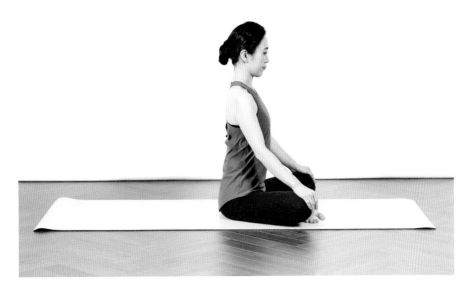

1 들숨에 양손을 당겨 얼굴 옆을 짚는다.
2 바닥을 밀면서 상체를 일으킨다.
3 다리를 앞으로 모아 무릎을 구부리고 편안히 앉은 자세를 한다.
4 양손을 무릎 위에 가볍게 두고 3~4회 호흡한다.

2
숙면을 돕는 요가

Healing Yoga

숙면을 돕는 요가
QR코드

하루 일과를 마치고 물먹은 솜처럼 무거운 몸을 이끌고 집에 들어간 경험은 다들 있을 것이다. 몸은 피곤하지만 생각이 많거나, 너무 지쳐있거나, 몸 여기저기가 쑤시고 불편하여 오히려 잠을 편안히 이루지 못하기도 한다.

숙면을 위해서는 낮 시간대에 적절한 외부 활동을 하여 햇빛을 쬐고, 적당한 강도의 신체 활동을 하는 것이 좋다. 햇빛을 쬐는 것은 비타민 D의 합성을 유도하고, 밤 시간대 수면 유도 호르몬인 멜라토닌 분비를 촉진하므로 중요하다. 수면하는 동안 분비되는 성장 호르몬은 아이들에게는 성장에 도움을 주고, 성인에게는 신체 재생을 하고 신진대사를 높이는 작용을 한다. 성장 호르몬이라는 이름 때문에 성인에게는 이 호르몬이 중요하지 않다고 여기기 쉽지만, 결코 그렇지 않다. 성인의 수면 시간이 지속적으로 부족하면 성장 호르몬도 부족해져 살이 찌고 비만이 되기 쉽다는 연구 결과가 있다. 신체 재생 또한 잘되지 않아 온몸이 무거우며 아프기까지 하다. 이렇게 성장 호르몬은 성장기 아이와 성인 모두에게 중요하다. 그리고 이 중요한 호르몬은 밤에 잘 때에만 분비된다. 따라서 밤의 휴식은 건강과 미용에 중요하며, 낮의 활동 자체에도 크게 영향을 미친다. 숙면 후 좋은 컨디션이 업무이든 공부이든 두뇌 활동의 효율을 높인다는 것은 너무나 잘 알려진 상식이다. 그리고 낮에 쬐는 햇빛과 활기찬 신체 활동은 밤에 다시 숙면에 들 수 있도록 이끈다. 이렇게 낮의 신체 활동과 밤의 휴식이 계속 맞물리며 인체에 직접적인 영향을 미친다.

따라서 낮에는 충분히 움직이고 밤에 제때 숙면을 취하는 것이 건강을 지키는 최적의 방법이지만, 많은 현대인들은 낮 시간대에 충분한 신체적 활동을 할 시간이 부족하다. 수많은 학생과 직장인은 실내에서 대부분의 시간을 보내며, 많은 양의 학업이나 업무를 소화해내느라 신체의 활동은 매우 제한적이며 최소화하게 된다.

앉아서 일을 오래 하는 사무직 직장인은 자세 특성상 어깨와 등이 앞으로 굽기 쉽다. 오래 앉아 있는 것은 그 자체로 허리에 가장 많은 하중이 실려 허리 건강에 아주 좋지 않으며 몸을 앞으로 굽히는 근육이 계속 짧아져 있는 상태이다. 따라서 어깨 앞과 가슴, 배와 골반 앞부분과 다리를 모으는 내전근의 경직이 서서히 매일 진행되므로 이에 따라 몸이 구부정해지고 몸 뒤쪽으로 여러 불편감이 있을 수 있다.

강사나 간호사, 승무원과 같이 서서 일을 하는 직업군에 종사하는 사람은 허리 통증, 하체 피로와 부종 등의 신체 고달픔을 겪기가 쉽다. 특히 발의 피로가 심할 수 있다. 만일 몸을 조이는 옷을 착용했거나 높은 굽과 발가락을 불편하게 하는 하이힐을 신었다면 몸은 더욱 불편할 수 있다.

적절한 요가 수련은 낮 동안 제한적인 신체 활동으로 생기는 몸 여기저기의 경직을 해소하는 효과가 있다. 굳은 몸 전체를 충분히 풀어 순환을 도우며 하루 동안 쌓인 피로를 해소해준다. 또한 수련을 하면서 신체적 감각과 호흡에 집중하는 동안, 자연스레 잡념에서 벗어나게 된다. 고민과 많은 생각은 잠을 이루지 못하게 하는 대표적인 원흉이다.

밤에는 잠시 잡다한 고민을 내려놓고, 마음을 비우며 요가 수련을 해보자. 여기저기 쑤시고 불편한 신체 긴장을 풀고 숙면을 이룬 뒤 좋은 컨디션으로 하루를 시작해보자. 심각했던 고민이나 잠 못 이루게 했던 속상함이 다음 날이면 괜찮아질지도 모른다.

숙면을 돕는 요가 시퀀스와 자세

/

많은 직장인들이 고정된 자세로 업무를 봄으로써 몸이 굳고 피로한 것을 고려하여 짠 프로그램이다. 적절한 신체 활동이 없다면, 몸의 어느 한 부위 할 것 없이 모두 피로하다. 그러나 그중에서도 몸의 피로가 가장 많이 쌓이는 부분과 특히 피로를 유발하는 근육 긴장을 해소하는 자세 위주로 진행한다.

몸의 앞쪽을 스트레칭하는 자세들은 앉아서 업무를 보는 직장인에게 더욱 좋고, 거꾸로 서는 자세들은 서서 업무를 보는 직장인에게 더 효과적일 수 있다. 그렇지만 오래 앉아서 생활하더라도 다리가 잘 붓는 체질이라면 거꾸로 서는 자세들을 하는 것이 필요하고, 서서 일하더라도 몸을 앞으로 많이 구부려하는 타입이라면 몸의 앞쪽을 스트레칭하는 자세들을 했을 때에 더 개운하다고 느낄 수 있다. 시간적 여유가 없다면 앞에서 설명한 내용을 고려하여 몸 컨디션에 따라 적절히 자세들을 넣고 빼면서 조절해도 좋다.

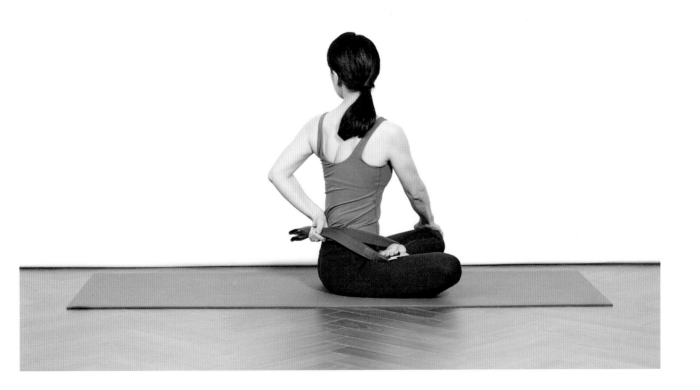

숙면을 돕는 요가 시퀀스

1. 편안히 앉은 자세

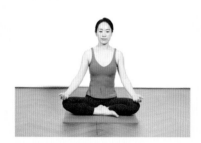

2. 한 다리 접은 전굴 자세 A

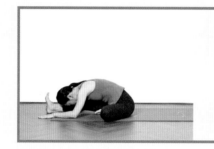

3. 한 다리 접은 측면 늘이기

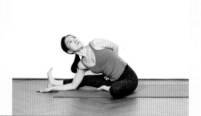

7. 한 발 비둘기 자세-전굴

8. 한 발 비둘기 자세-후굴 ↻

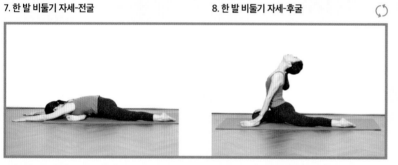

9. 엎드린 휴식 자세

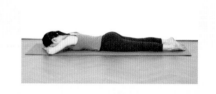

13. 인어 자세-측면 늘이기 ↻

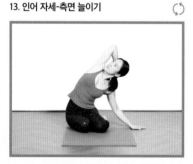

14. 누운 영웅 자세

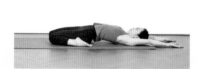

15. 비스듬한 어깨 서기

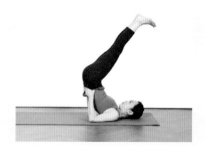

4. 반비틀기 자세 ↻

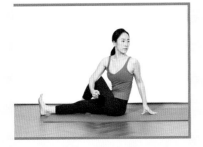

5. 나비 자세-비튼 전굴 ↻

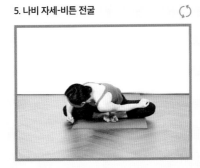

6. 나비 자세-전굴

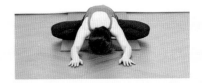

10. 반활 자세 ↻

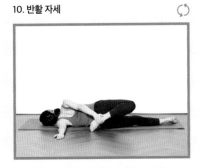

11. 토끼 자세

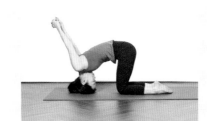

12. 한 팔 구부려 늘이기 ↻

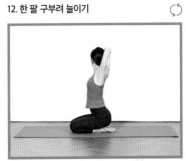

16. 쟁기 자세

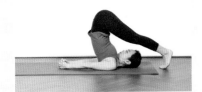

17. 물고기 자세

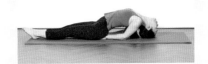

18. 송장 자세

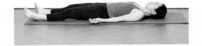

01　편안히 앉은 자세(수카 아사나)

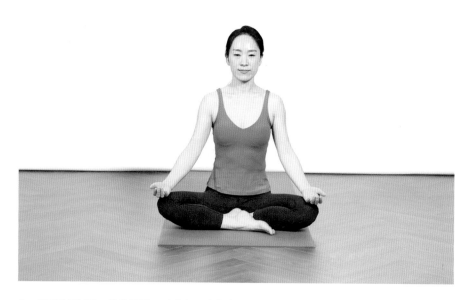

1　다리를 구부리고 발을 앞뒤로 나란히 눕혀서 편안히 앉은 자세를 한다.

2　최소 10회 이상 호흡하면서 호흡을 바라본다.

　　TIP | 98페이지 벨트 요가의 편안히 앉은 자세를 참조한다.

　　시간적 여유가 있다면 205~207페이지 목과 어깨 통증 완화 요가의 목 돌리기나 목 측면/대각선 늘이기
　　자세 등을 하며 시작하면 더욱 좋다.

02   한 다리 접은 전굴 자세 A(자누 시르사 아사나 A)

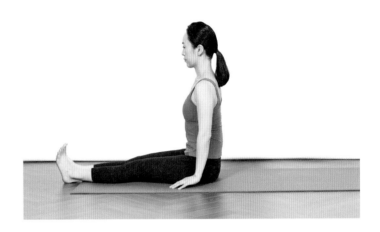

양쪽 다리를 펴서 모은 후 허리를 펴고 앉는다.

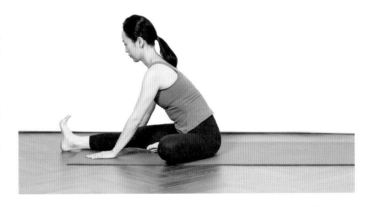

1   왼쪽 다리를 옆으로 구부려 눕히고, 왼발을 오른쪽 허벅지 안쪽에 붙인다. 왼쪽 발뒤꿈치를 최대한 골반 쪽으로 당긴다. 이때 상체가 반쯤 왼쪽으로 향하게 될 것이다.

2   오른쪽 무릎을 펴고 발끝을 몸 쪽으로 당긴다. 허리를 오른쪽으로 약간 회전해 배꼽이 정면을 향하며 오른쪽 허벅지와 가까워지게 한다.

3   양손을 앞으로 뻗어 오른쪽 다리 안팎의 바닥을 짚는다.

4   숨을 마시며 척추를 펴고 오른쪽 발을 응시한다.

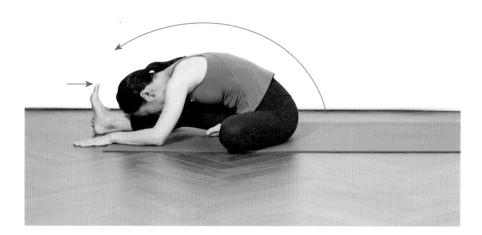

1 숨을 내쉬며 천천히 골반을 앞으로 굽힌다.

2 아랫배, 윗배, 가슴의 순으로 오른쪽 허벅지와 닿게 상체를 숙인다. 이때 왼쪽 복부와 가슴을 바닥
으로 낮춰 상체 좌우가 편평하도록 맞춘다.

3 양손을 좀 더 앞으로 뻗어 발목 옆 바닥을 짚거나, 좀 더 가능하다면 오른손으로 오른발을 잡아도
된다.

4 5회 호흡한 후 마시는 숨에 천천히 상체를 일으킨다.

주의 사항 | 다리를 옆으로 구부린 쪽으로 옆구리가 휘어진 채 상체를 숙이지 않게 주의한다. 상체가 한
쪽으로 치우친 상태에서 이 자세를 하면 펴고 있는 다리 전체의 스트레칭 효과가 현저하게 떨어지게 된
다. 요가 자세를 하고 있을 때 자극되는 곳이 어디인지 모르겠다면 몸이 매우 유연해서이거나, 그것이
아니라면 분명히 자세가 잘못된 것이다. 대부분의 경우는 후자에 속한다.

<u>03</u>   한 다리 접은 측면 늘이기(자누 시르사 아사나 변형)

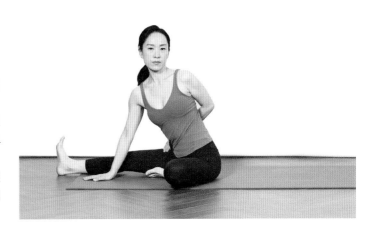

1 다리는 그대로 두고, 오른손으로 오른쪽 다리 안쪽 바닥을 짚는다.
2 왼손을 등 뒤로 보내고 상체를 왼쪽으로 회전한다. 상체 앞부분이 왼쪽 무릎을 향하게 하고 왼쪽 어깨를 뒤로 젖힌다.
3 숨을 마시며 왼손으로 오른쪽 허벅지 위를 짚는다. 허벅지에 닿지 않는다면 왼손을 허리 뒤에 두고 대신 왼쪽 어깨를 활짝 젖힌다.

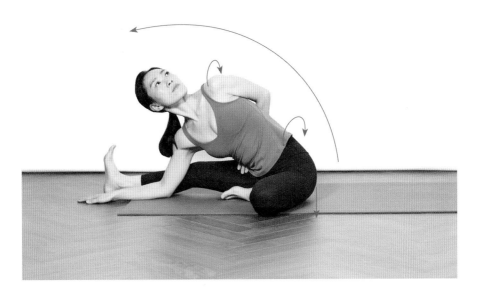

1 숨을 내쉬며 상체를 오른쪽 다리 방향으로 기울인다.
2 상체의 오른쪽 부분은 앞으로 밀고, 왼쪽 부분은 뒤로 젖힌다.
3 왼쪽 엉덩이와 허벅지를 바닥으로 누르고 왼쪽 허리 측면이 위를 향하도록 뒤로 회전한다.
4 시선은 위를 향하고, 다리의 안쪽과 뒤쪽이 동시에 당기며 몸의 왼쪽 측면이 늘어나는 느낌과 왼쪽 어깨가 뻐근하거나 당기는 느낌을 살핀다.
5 5회 호흡한 뒤 천천히 상체를 일으킨다.

TIP | 여러 부위가 동시에 당기는 느낌이 드는 자세이다. 위를 응시하는 것이 불편하다면 얼굴이 자연스럽게 앞을 향하게 하고 눈을 지그시 감아도 좋다. 눈을 감는 것은 집중하기에 좋으나, 자기 몸에 대해 자아도취에 빠지는 것을 주의해야 한다. 몸 내부에서 일어나는 감각들을 객관적으로 바라보도록 한다.

04   반비틀기 자세(아르다 마첸드라 아사나)

1 왼쪽 다리를 세우고 왼발을 오른쪽 허벅지 바깥으로 넘겨 오른쪽 바닥을 짚는다.
2 왼쪽 엉덩이가 뜨지 않도록 바닥으로 지그시 누르면서 왼손을 엉덩이 뒤쪽 바닥에 짚는다.
3 체형에 따라 손의 위치를 조절한다. 척추를 세웠을 때 손바닥을 바닥에 대기 어렵다면 손끝으로 바닥을 짚어 팔을 편다. 반대로 팔을 폈을 때 어깨가 올라간다면 팔꿈치를 약간 구부린다.
4 위치를 찾아 짚었으면 어깨를 최대한 얼굴과 멀어지게 낮춘다.
5 숨을 마시며 오른팔로 왼쪽 다리를 끌어안고 척추를 위로 당겨 세운다.

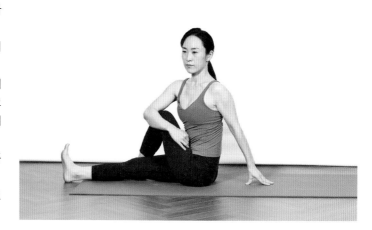

1 숨을 내쉬며 상체를 왼쪽으로 비틀어 배를 쥐어짜듯 조인다.
2 왼쪽 손끝에 힘을 주어 바닥을 옆으로 밀어 상체 회전을 돕는다.
3 왼쪽 엉덩이로 바닥을 지그시 누르며 오른팔로 왼쪽 무릎을 더욱 당긴다. 왼쪽 엉덩이 측면과 왼쪽 다리 허벅지 측면이 당기는지를 확인한다.
4 양쪽 어깨를 아래로 끌어 내리며, 동시에 뒤로 젖힌다.
5 오른쪽 발끝을 몸 쪽으로 당기며 다리를 길게 편다.

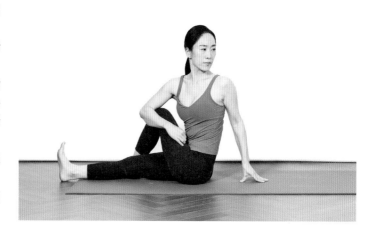

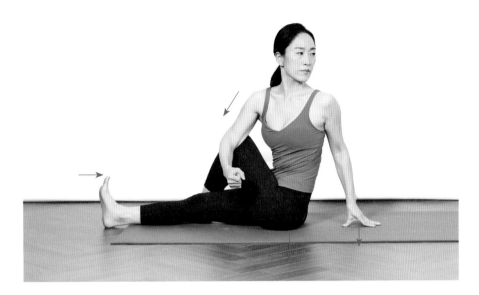

1 가능하다면 오른쪽 팔꿈치를 왼쪽 무릎 바깥으로 넘기고, 팔을 구부려 다리를 힘있게 민다. 가볍게 주먹을 쥐면 다리를 미는 힘이 좀 더 강해진다. 만약 팔을 넘겼을 때 어깨가 올라간다면 앞선 자세 처럼 팔로 다리를 끌어 안는다.

2 날숨에 배를 더욱 쥐어짜며, 척추 마디마디를 비튼다.

3 자세를 유지한 상태에서 5회 호흡한다.

4 들숨에 천천히 자세를 푼다.

↺ **한 다리 접은 전굴 자세 A와 측면 늘이기, 반비틀기 자세(269~273페이지)를 반대쪽 다리로 연속 실행한다.**

TIP | 척추 마디를 이어주며 회전에 관여하는 작은 척추 근육들을 스트레칭하는 효과가 큰 자세이다. 사람에 따라서는 등뼈에서 '뚜둑' 하는 소리가 나기도 하는데, 통증이 있는 것이 아니라면 염려할 필요는 없다. 관절에서 나는 소리는 관절 윤활액 안에 갇혀 있던 기체가 빠지며 나는 것이라고도 하고, 관절과 관절 주변의 인대나 건 등이 움직이며 나는 것이라고도 한다. 소리의 정확한 원인에 대해서는 아직 논란이 있지만, 문제가 있다고 여기지는 않는다. 꾸준한 운동을 통해 관절이 부드러워지면 소리가 나는 증상이 사라지는 경우도 많다.

<u>05</u> 나비 자세-비튼 전굴(밧다 코나 아사나 변형)

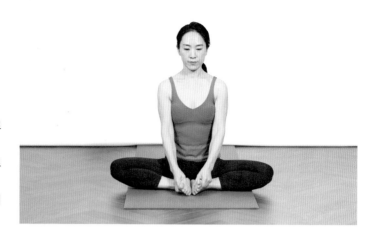

1 양쪽 무릎을 옆으로 구부리고 발바닥을 서로
   맞대어 앉는다.
2 발뒤꿈치를 몸 쪽으로 바짝 붙이고, 양손으로
   각각 발을 잡아 책처럼 편다.
3 허리에서부터 키가 자라는 것처럼 척추를 위
   로 향하여 곧게 편다.

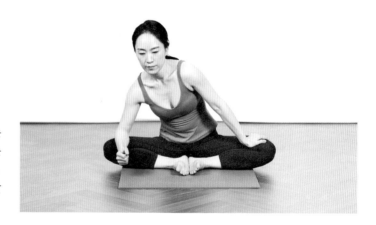

1 왼손으로 같은 쪽 무릎 바로 위 허벅지를 짚는
   다. 이때 손가락이 허벅지 뒷면을 감싸게 짚는
   다. 오른팔을 구부려 오른쪽 허벅지에 올린다.
2 숨을 마시며 왼손으로 왼쪽 다리를 밀고, 왼팔
   을 곧게 펴 가슴을 들어 올린다.

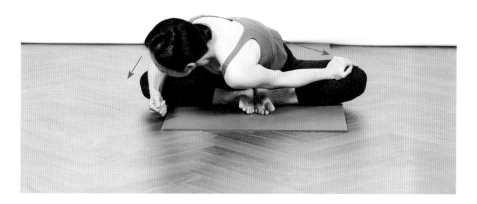

1   숨을 깊게 내쉬며 왼손으로 왼쪽 허벅지를 밀며 상체를 오른쪽 앞으로 숙인다.

2   왼팔을 쭉 펴서 상체를 더욱 오른쪽으로 밀고, 왼쪽 어깨가 바닥에 닿을 듯이 내려간다.

3   5회 호흡하며 자세를 유지하는 동안 왼쪽 허벅지 안쪽과 엉덩이, 허리 쪽 근육의 당기는 감각에 주의를 둔다.

4   숨을 마시며 팔에 힘을 빼고 천천히 상체를 일으켜 자세를 푼다.

↺ **반대쪽도 동일하게 실행한다.**

06 나비 자세-전굴(밧다 코나 아사나)

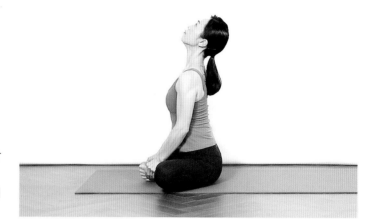

1 양손으로 발날을 잡아 책을 펼치듯 좌우 바깥
  쪽으로 연다.
2 숨을 마시며 척추를 곧게 펴고 고개를 들어 위
  를 본다. 양쪽 무릎을 바닥으로 낮춘다.

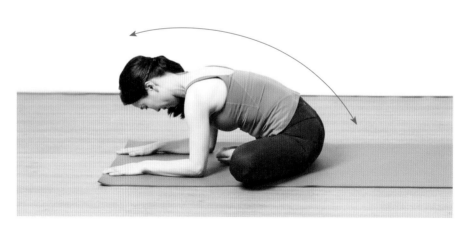

1 숨을 내쉬며 골반을 굽혀 아랫배가 발뒤꿈치와 가까워지게 한다.
2 손을 앞으로 내밀어 바닥을 짚고 팔꿈치를 구부려 바닥에 대고 상체를 숙인다.
3 엉덩이를 바닥으로 밀며 꼬리뼈에서부터 정수리까지 몸 뒷면을 길게 늘인다.
4 어깨가 올라가지 않도록 날개뼈를 뒤로 당긴다.

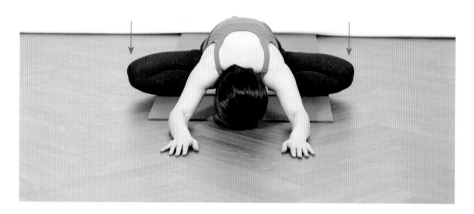

1 계속 호흡하면서 천천히 상체를 깊게 숙인다. 아랫배가 양쪽 발뒤꿈치에 닿은 후 윗배가 발끝에 닿
   으면 가슴을 바닥 쪽으로 낮춘다. 꼭 닿아야 하는 것은 아니므로 각자 가능한 선까지만 숙인다.
2 팔을 앞으로 뻗는다. 어깨가 올라가 귀와 가까워지지 않도록 주의한다.
3 골반에서 척추를 앞으로 길게 늘인다.
4 5회 호흡한다.
5 숨을 마시며 양손으로 머리 옆 바닥을 짚어 천천히 상체를 일으킨다.

   TIP | 보통 허벅지 안쪽, 엉덩이 쪽의 다리뼈와 골반이 만나는 부분, 허리, 발목 순서로 많이 당긴다. 여
   러 차례 깊게 호흡하면서 자극이 느껴지는 부분들을 마음으로 바라본다. 조금 아프다 싶으면 내쉬는 숨
   이 아픈 부위를 부드럽게 쓸어준다 생각해본다. 자세를 유지하는 동안 다소 불편하더라도 조금 기다려
   보자. 깊은 호흡을 하며 끊임없이 지켜보고 있으면 통증과 불편한 느낌이 점차 줄어든다.

<u>07</u>   한 발 비둘기 자세-전굴(에카 파다 라자카포타 아사나 변형)

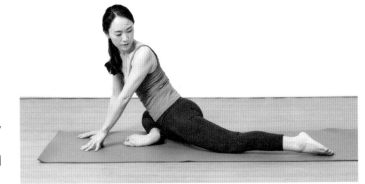

1 왼쪽 다리를 뒤로 보내 쭉 펴고 발등과 무릎, 앞쪽 허벅지를 바닥에 댄다.
2 왼쪽 다리가 옆으로 벌어지지 않도록 왼발이 왼쪽 엉덩이와 일직선인지 확인한다.

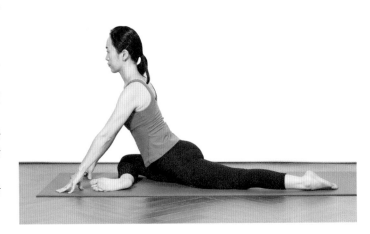

1 오른쪽 다리를 구부린 채로 발만 약간 앞으로 내민다. 가급적이면 오른발과 오른쪽 무릎이 가로로 일직선이 되도록 맞춘다. 이때 엉덩이가 바닥에서 뜨거나 자세가 기우뚱해진다면 오른발을 골반에 가깝게 둔다.
2 오른쪽 발목을 구부려 발날로 바닥을 지그시 민다.
3 왼쪽 허벅지를 안으로 감는다. 왼쪽 허벅지가 바닥에서 뜨지 않게 하고, 골반 앞부분이 바닥을 향하게 한다.
4 숨을 마시며 척추를 펴고, 왼쪽 발등으로 바닥을 지그시 누른다.
5 몸이 오른쪽으로 쏠리지 않게 중심을 잡는다.

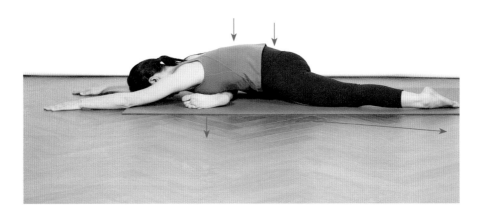

1   숨을 내쉬며 팔을 멀리 앞으로 밀어 상체를 깊게 숙인다. 어렵다면 팔꿈치를 구부려 바닥에 대고, 가슴을 약간 든 상태에서 자세를 유지한다.

2   허리를 펴고 왼쪽 골반을 바닥으로 누르며, 오른쪽 엉덩이를 뒤로 빼 양쪽 골반을 나란히 맞춘다.

3   어깨에 긴장이 들어가지 않았는지 확인하고, 힘이 들어가 있다면 힘을 뺀다.

4   자세를 유지한 상태에서 지속적으로 왼쪽 골반을 바닥으로 낮추기를 시도한다.

5   5회 호흡한다.

TIP | 오른쪽 발이 앞으로 많이 나와 있을수록 오른쪽 엉덩이와 허벅지 뒤쪽이 깊게 당기고 몸이 오른쪽으로 기울어지려 할 것이다. 눈을 감은 뒤 당기고 불편한 감각을 가만히 느끼며 깊고 부드럽게 호흡해보자. 자세를 유지하는 동안은 꽤 불편하겠지만, 충분히 수련하고 나면 경직된 허리, 엉덩이, 허벅지 뒤쪽 근육의 긴장이 이완되어 허리와 하체가 편안해지게 된다.

한쪽 골반이 바닥에서 뜬다면

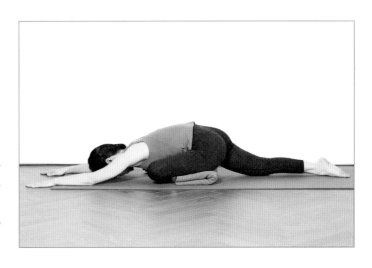

담요를 접거나, 낮은 쿠션을 앞쪽으로 내민 허벅지 또는 엉덩이 아래에 받쳐준다. 만일 도구로 사용할 만한 것이 없다면 앞으로 구부린 다리 쪽의 발뒤꿈치 위에 골반을 얹어 자세를 한다.
이런 대체 자세는 뒤에 이어지는 한 발 비둘기 자세-후굴에도 적용하면 된다.

08   한 발 비둘기 자세-후굴(에카 파다 라자카포타 아사나 변형)

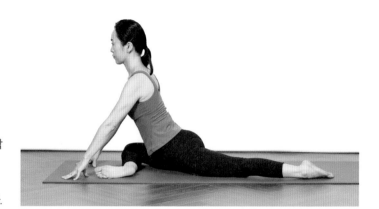

1 숨을 마시며 양손을 머리 옆으로 가져가 바닥을 짚는다.
2 손으로 바닥을 가볍게 밀며 상체를 일으킨다.
3 어깨가 올라가지 않게 낮추고, 아랫배를 조인다.

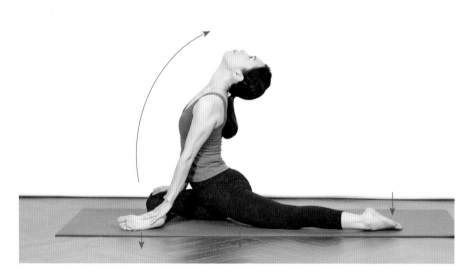

1 숨을 내쉬며 오른손으로 오른쪽 무릎을, 왼손으로 왼쪽 발목을 짚어 상체를 더 세운다.
2 숨을 마시며 척추를 길게 늘여 위로 당긴 후 뒤로 젖힌다.
3 어깨를 낮추고 팔을 펴며 등 근육을 조인다.
4 목을 길게 늘여 위를 본다.
5 자세를 유지한 상태에서 5회 호흡한다.
6 숨을 내쉬며 고개를 바로 하고, 양손으로 앞쪽 바닥을 짚는다.

    ↻ **한 발 비둘기 자세-전굴과 후굴(278~280페이지)을 반대쪽 다리로 실행한다.**

주의 사항 | 목이 불편하다면 뒤로 젖히지 말고 앞을 본다.

TIP | 이 자세에서는 왼쪽 골반 앞부분과 허벅지가 이어지는 부분이 많이 당기고, 때로 이 부위가 많이 타이트한 수련자는 무릎 쪽에 통증을 느낄 수 있다. 오래 앉아 있으면 허리를 앞으로 굽히거나 다리를 들어 올리는 허벅지 앞쪽 근육과 장요근이 단축된다. 자세에 깊이 관여하는 이 근육을 스트레칭하는 데에 효과가 좋다.

09 　엎드린 휴식 자세(마카라 아사나)

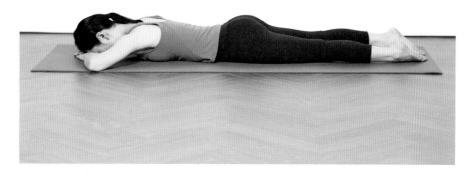

1　앞의 다리를 뒤로 보내고 엎드린다.
2　양손을 겹쳐 이마 아래 받치고 편안히 호흡한다.

　　TIP | 48페이지 볼스터 요가의 엎드린 휴식 자세를 참조한다. 볼스터 유무의 차이일 뿐 나머지는 동일
하다.

10 반활 자세(아르다 다누라 아사나)

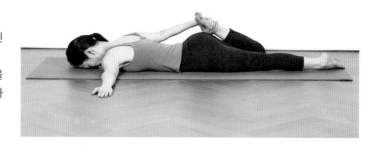

1 다리를 모으고 왼팔을 옆으로 편다. 왼손이 왼쪽 어깨와 일직선이 되게 한다.
2 오른쪽 무릎을 구부리고 오른손으로 오른발을 잡는다. 팔을 멀리 뻗어내려 가급적 발목 가까이 발등 전체를 감싸 잡는다.
3 숨을 내쉬며 왼발로 바닥을 지그시 누른다.

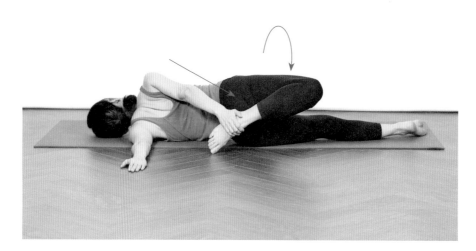

1 숨을 마시며 고개를 약간 들고, 오른발을 들어 왼쪽으로 넘긴다.
2 오른발이 바닥에 닿은 후 오른쪽 무릎을 바닥 쪽으로 낮춘다. 양쪽 다리 사이가 골반 너비 이상 벌어지지 않게 한다.
3 오른발 발가락이 바닥에 닿은 상태에서 뒤로 조금씩 젖힌다.
4 허벅지 앞쪽과 어깨에 자극이 충분히 느껴지는 지점에서 멈추고 호흡한다.
5 5회 호흡한 후 손을 풀어 엎드린 자세로 돌아간다.

　　TIP | 손으로 발을 잡고 반대쪽으로 넘기는 것이 어렵다면 발만 먼저 넘긴 후에 같은 쪽 손을 뒤로 넘겨 발을 잡는다. 어깨가 굳은 수련자는 허벅지보다는 바닥에 닿은 어깨의 불편함이 크게 느껴질 수 있다. 어깨의 상태를 고려하여 자세의 완급을 조절한다. 만약 바닥에 닿은 어깨 관절이 눌려서 아프다면 그쪽 어깨 아래에 담요를 깔고 자세를 실행한다.

　　🔄 **반대쪽 다리로 동일하게 실행한다.**

11   토끼 자세(사상가 아사나)

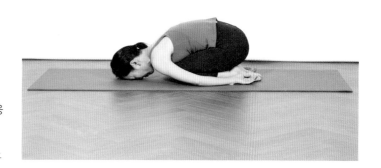

양손으로 바닥을 짚고 몸을 들어 무릎을 구부려 웅크린 후 손을 뒤로 보내 아기 자세를 한다.

TIP | 56페이지 볼스터 요가의 아기 자세를 참조한다.

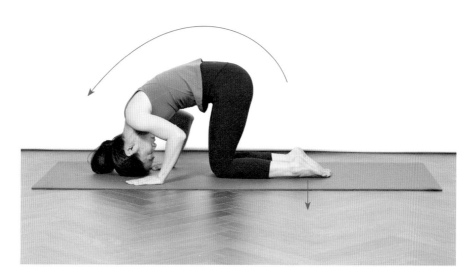

1   양손을 어깨너비 간격으로 벌려 머리 옆에 짚는다.
2   아랫배를 조이고 발등을 펴 바닥을 지그시 누른다.
3   숨을 마시며 엉덩이를 들고 등을 둥글게 말아 정수리를 바닥에 댄다.
4   손으로 바닥을 단단히 짚고, 몸 전체를 앞뒤로 움직여 바닥에서 정수리를 5회 굴린다. 이때 호흡은 자연스럽게 들숨과 날숨을 반복한다.

주의 사항 | 목 디스크로 고생할 경우 토끼 자세를 실시하지 않는다. 목뼈에 이상이 없다 하더라도 주의해서 움직여야 한다. 목에 체중이 과하게 실리지 않도록 양손에 체중을 나누어 싣고, 발등으로 바닥을 꾹 눌러서 하체가 단단한 지지대가 되게 한다. 몸을 무리하게 앞으로 밀지 않는다.

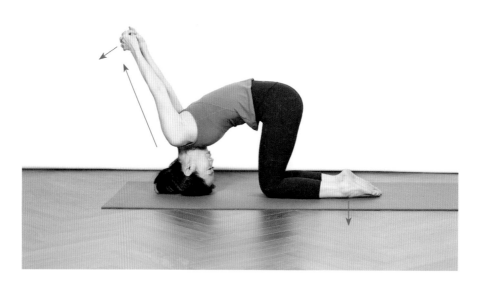

1 정수리를 바닥에 댄 상태에서 중립 자세를 한다.

2 아랫배를 계속 조이고 발등으로 바닥을 지그시 누른다.

3 양손을 등 뒤로 가져가 깍지를 끼고 손바닥이 몸 쪽을 향하게 한다.

4 숨을 마시며 깍지를 낀 양손을 위로 들어 올리고 팔꿈치를 곧게 편다.

5 숨을 내쉬며 어깨를 뒤로 밀어내면서 양손을 더욱 머리 쪽으로 민다.

6 5회 호흡한 후 숨을 내쉬며 웅크린 자세로 돌아간다. 손을 풀어 바닥에 내려놓는다.

주의 사항 | 손을 들어 올리면 머리에 더욱 하중이 가해지게 된다. 목뼈 건강이 안 좋거나, 손을 들어 올리면서 목이 아프다고 느껴진다면 자세를 중단한다.

TIP | 두피 바로 아래에는 두개골을 넓게 감싼 얇은 근육이 있다. 어깨나 목의 긴장과 연계해서 이 근육 역시 딱딱하게 굳어질 수 있다. 이런 경우 토끼 자세나 물구나무서기와 같은 자세를 했을 때 두피 부위가 상당히 아프다고 느껴진다. 두피 근육의 경직은 탈모의 한 원인이 되기도 한다. 토끼 자세를 할 때 두피에 통증이 느껴진다면 정수리 아래에 담요를 깔거나 토끼 자세를 조심스레 수련하면서, 두피 마사지를 평소에 꾸준히 하는 것이 도움이 된다. 머리도 맑아지며 목과 등으로 이어지는 근육 및 관절 결합들의 스트레칭 효과가 있다.

<u>12</u> 한 팔 구부려 늘이기

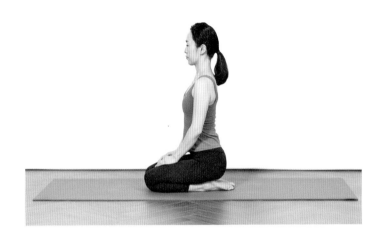

무릎 꿇은 자세로 앉는다.

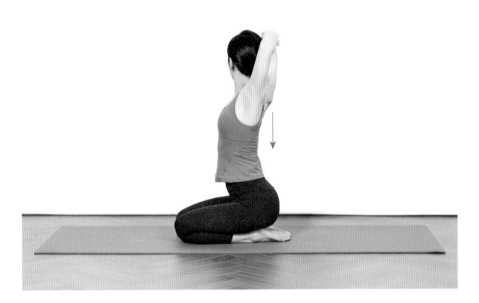

1. 숨을 마시며 양팔을 위로 들어 올린다.
2. 오른쪽 팔꿈치를 구부려 오른손을 양쪽 날개뼈 사이 등뼈에 댄다.
3. 왼손으로 오른쪽 팔꿈치를 잡는다. 그 상태에서 양쪽 어깨를 뒤로 당긴다.
4. 숨을 내쉬며 왼손으로 오른쪽 팔꿈치를 왼쪽으로 당겨 오른손이 등 중간으로 내려가게 한다.
5. 고개를 오른쪽으로 돌리고 머리로 오른팔을 지그시 민다.
6. 5회 호흡한 후 양손을 풀어 위로 들어 올린다.

* 반대쪽 팔로 실행한 자세

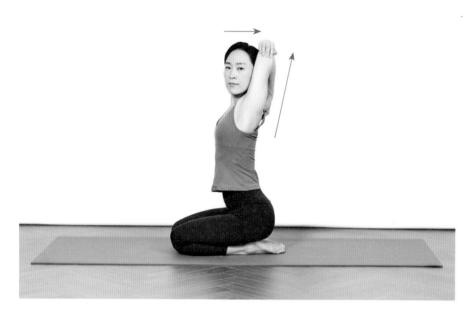

↻ 반대쪽 팔로 동일하게 실행한 후 양손을 내려 무릎 위에 둔다.

<u>13</u> 인어 자세-측면 늘이기

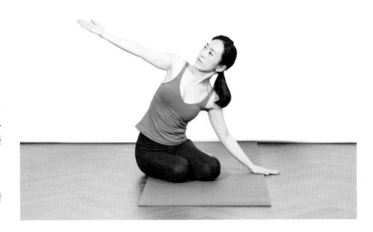

1 엉덩이를 오른쪽으로 밀어 바닥에 내려놓는다.
2 양쪽 무릎 사이가 가급적 벌어지지 않게 하고,
   발등을 펴 바닥에 닿게 한다. 발뒤꿈치가 위를
   향하게 둔다.
3 왼손으로 왼쪽 다리 옆 바닥을 짚는다.
4 숨을 마시며 오른팔을 옆으로 벌리고 가슴을
   편다.

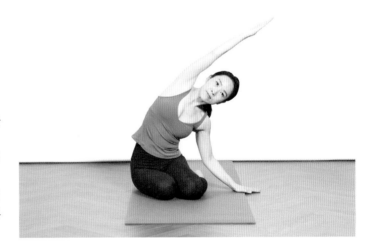

1 숨을 내쉬며 오른팔을 머리 위로 지나가게 하
   고, 왼팔을 구부려 상체를 왼쪽으로 기울인다.
2 1~2회 호흡하며 오른손을 왼쪽 옆으로 쭉 밀어
   옆구리를 스트레칭한다.
3 시선은 오른손을 본다. 억지로 오른손을 보기
   위해 고개를 젖히는 것이 아니라 시야에 오른
   손이 들어오면 된다.

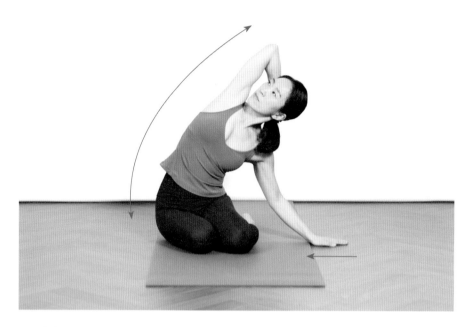

1 자세를 그대로 둔 채 오른팔을 구부려 오른손을 뒤통수에 둔다.

2 들숨에 오른쪽 어깨와 팔꿈치를 뒤로 젖힌다.

3 고개를 돌려 위를 향하면서 머리로 오른손을 가볍게 밀어준다. 이때 양쪽 날개뼈를 허리 쪽으로 끌어 내린다.

4 자세를 유지한 상태에서 5회 호흡한다.

5 숨을 마시며 오른팔을 펴고, 오른손으로 크게 원을 그리듯 옆으로 뻗으며 상체를 일으킨다.

↻ **반대쪽 팔로 동일하게 실행한 후 무릎 꿇은 자세로 돌아간다.**

<u>14</u> 누운 영웅 자세(숩타 비라 아사나)

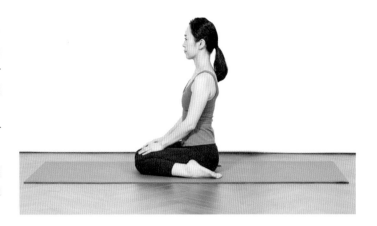

1 무릎 꿇은 자세에서 양발 간격을 좌우로 넓혀 발 사이 바닥에 엉덩이를 내려놓는다. 만일 이렇게 앉기가 어렵다면 무릎 꿇은 자세에서 발 뒤꿈치만 바깥으로 향하게 하여 발 위에 엉덩이를 두고 앉는다.

2 양손을 무릎 위에 두고 발목을 펴 발등으로 바닥을 지그시 누른다.

주의 사항 | 만일 무릎 관절염이 있다면 통증이 있을 것이다. 관절염 질환으로 고생하고 있다면 누운 영웅 자세를 생략한다.

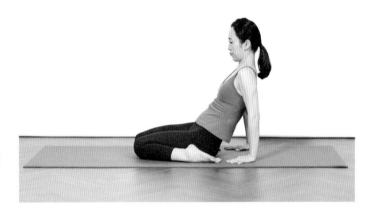

1 턱을 살짝 아래로 당기고 양손으로 엉덩이 뒤쪽 바닥을 짚는다.

2 몸을 뒤로 비스듬하게 한다.

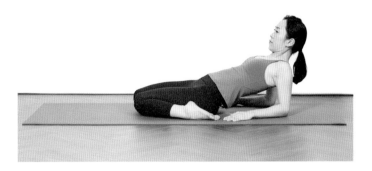

숨을 마시며 한 팔을 구부려 바닥에 대고 나머지 다른 팔을 구부려 바닥에 댄다.

주의 사항 | 만일 여기에서 무릎이 들리거나 당김이 심하다면 팔꿈치를 펴고 다시 상체를 일으킨다. 관절 자극이 너무 강할 때는 양쪽 무릎 사이를 더 넓게 벌리고 무리하지 않는다. 길게 보고 천천히 가는 것이 좋다.

숨을 내쉬며 천천히 등과 어깨, 머리를 바닥에 내
려놓는다.

주의 사항 | 무릎이 너무 옆으로 벌어지지 않았는지
확인한다. 그럴 경우 억지로 눕기보다는 앞서 팔을
구부리고 기댄 자세에서 멈추고 호흡하면서 허벅지
의 긴장이 점차 이완되기를 기다린다. 자극이 충분하
다면 중간 단계까지만 해도 무방하다.

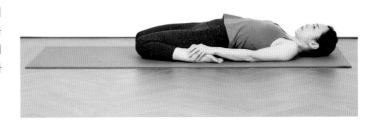

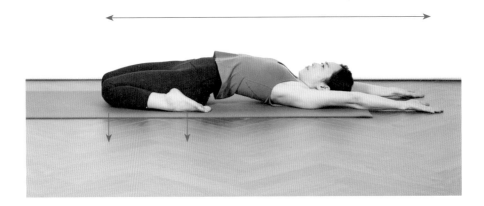

1   숨을 마시며 양손을 좌우로 원을 그리듯 귀 옆으로 뻗어 올린다.
2   아랫배를 조이고 골반에서부터 허벅지 전체가 길어진다고 생각하며 골반 앞부분을 늘여준다.
3   자세를 유지한 채 5회 호흡한다. 숨을 내쉴 때 무릎에서 가슴까지 몸 전체가 길어진다고 생각하며
    스트레칭한다.
4   숨을 마시며 양손을 다시 발뒤꿈치 위에 얹는다.
5   상체를 일으킬 때는 내려갈 때의 역순으로 천천히 일으킨다.

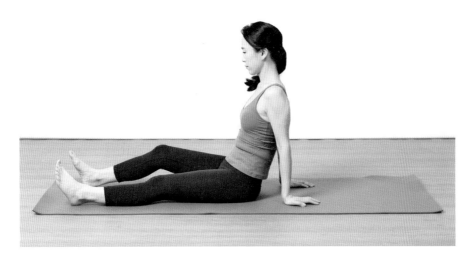

1 상체를 완전히 일으킨 후 한쪽 엉덩이를 살짝 들고 무릎을 천천히 편 뒤 반대쪽 다리도 같은 순서
   로 풀어준다.
2 다리를 다 편 후 무릎을 가볍게 구부렸다 펴기를 반복한다.

<u>15</u> 비스듬한 어깨 서기(비파리타 카라니)

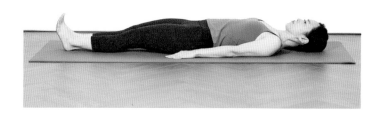

등을 바닥에 대고 반듯하게 눕는다.

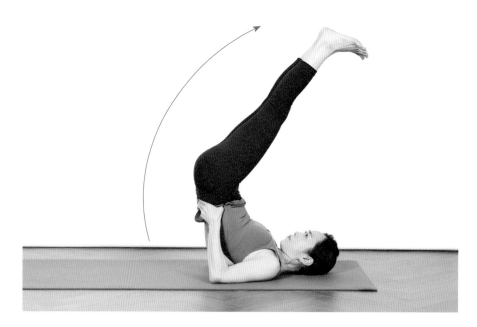

1 골반을 들어 손으로 허리를 받친다.
2 5~10회 호흡하며 자세를 유지한다.

TIP | 226~228페이지 목과 어깨 통증 완화 요가의 비스듬한 어깨 서기를 참조한다.

오래 서 있는 일을 하면 하체에 체액이 몰리게 되어 다리가 잘 붓는다. 오래 앉아 있는 경우에도 하체 근육을 사용하지 않아 체액 순환이 잘 안 되기 쉽다. 비스듬한 어깨 서기와 같이 발을 높이 드는 자세를 하면 발과 발목에 쏠린 체액을 상체로 올려 보내주게 된다. 동맥은 심장의 펌프질에 의해 혈액이 흐른다. 반면 정맥 특히 하지 쪽은 걷는 것 등으로 발과 발목, 종아리 근육이 움직여 쥐어짜내는 힘으로 혈액을 심장으로 올려 보낸다. 저녁에 발이 붓고 피곤하다면 '아침을 여는 요가'의 발목 운동들, '숙면을 돕는 힐링 요가'의 발과 발목, 종아리를 스트레칭하는 자세들을 한 후 비스듬한 어깨 서기를 수련하자. 다리의 피로가 현저히 풀리고 부기가 해소될 것이다.

<u>16</u>　쟁기 자세(할라 아사나)

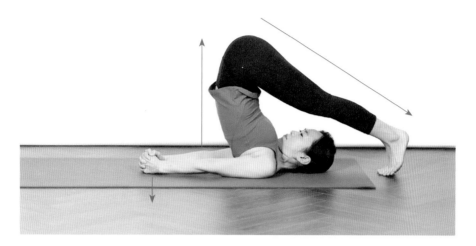

1　비스듬한 어깨 서기에서 양발을 머리 뒤로 내려 바닥을 짚고 양손을 등 뒤로 뻗어 깍지를 낀다.
2　5~10회 호흡한 후 손을 풀어 바닥을 짚고 천천히 등과 하체를 내려놓는다.

　　TIP | 229~230페이지 목과 어깨 통증 완화 요가의 쟁기 자세를 참조한다.

<u>17</u> 물고기 자세(마츠야 아사나)

1 양쪽 손바닥을 편 채로 엉덩이 아래에 받친다.
2 양쪽 엄지손가락끼리 맞붙인다.
3 양쪽 어깨를 뒤로 한 차례 젖히고, 팔을 최대한 발 쪽으로 끌어 내려 몸통 옆에 바짝 붙인다.

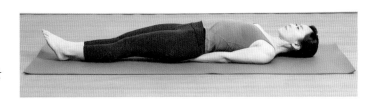

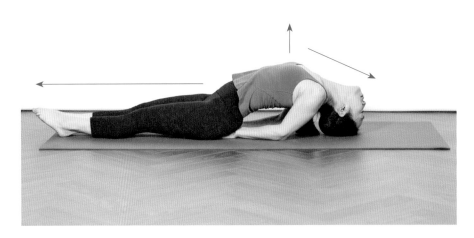

1 숨을 마시며 팔꿈치를 구부리고 가슴을 들어 정수리를 바닥에 댄다.
2 팔에 체중을 싣고 목에는 거의 무게가 실리지 않게 한다.
3 5회 호흡한다.
4 머리를 바닥에 편안히 내려놓으며 자세를 푼 후 고개를 좌우로 3~4회 넘기며 목을 풀어준다.

TIP | 231~232페이지 목과 어깨 통증 완화 요가의 물고기 자세 중 232페이지의 첫 번째 사진 자세를 참조한다.

18 송장 자세(사바 아사나)

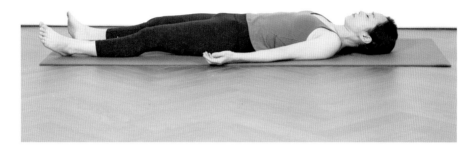

1   팔과 다리의 긴장을 풀어 바닥에 편안히 놓는다.
2   편안히 호흡하면서 몸 전체를 느껴본다. 편안한지, 불편한지, 긴장한 곳이나 아픈 곳이 있는지를 살펴 불편함이 느껴지는 곳이 있다면 가볍게 움직여 최대한 편안하게 만든다.

TIP | 93페이지 블록 요가의 송장 자세, 115페이지 벨트 요가의 송장 자세를 참조한다.
취침 시간이라면 이대로 수면을 해도 좋다. 천천히 잠자리로 가서 송장 자세를 하고 호흡하거나 몸을 관찰하다 보면 잠들어 있게 된다.

누운 자세보다
엎드리는 것이 편안하다면

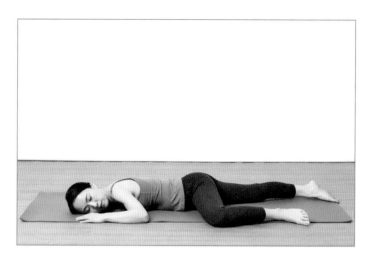

반듯하게 누운 자세가 때로 불편한 날이 있을 수
있는가 하면, 사람에 따라서 엎드리는 자세가 편안
할 수도 있다. 그러한 경우 엎드린 송장 자세로 대
체해도 좋다. 이 책에서 나오는 모든 요가 시퀀스에
나오는 누워서 하는 송장 자세를 엎드린 송장 자세
로 대체해도 된다.

이 자세는 한쪽 다리를 구부려놓음으로써 다리를
안쪽으로 모으는 근육의 이완을 촉진하기 때문에
골반과 허벅지 안쪽을 편안하게 해준다. 또한 등을
바닥에 대고 누웠을 때 허리가 떠서 불편한 문제도
자연스럽게 해소되고, 누웠을 때보다 등과 어깨가
좀 더 뒤로 젖혀진다. 때문에 등과 어깨가 편안하게
느껴질 수 있다. 대신 엎드린 송장 자세는 자세를
반대 방향으로 바꿔주어야 하며 너무 오래하지는
않도록 주의한다.

엎드린 송장 자세는 인체의 취약한 부분인 배가 바
닥에 닿으면서 심리적인 안정감을 얻을 수 있다는
장점이 있다. 이때 바닥은 대지로 어머니의 품처럼
편안하고 안정적으로 받쳐준다고 생각해보자. 엄
마의 품에 안긴 아기처럼, 잠시 고민과 시름을 내려
놓고 휴식을 즐겨보자.

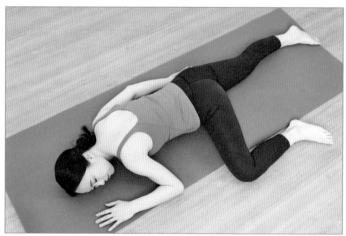